名市大ブックス 20

名古屋のルーツを探る

なごや学

名古屋市立大学 編

なごや学研究センターの発足 ―背景と意義

名古屋市立大学　理事（教育）／なごや学研究センター　前センター長　伊藤　恭彦

現代の名古屋市と名古屋市を中心とした都市圏はとても魅力的です。世界をリードするものづくりのまち、楽しいショッピング施設が集積しているまち、味噌煮込みや手羽先など独特の食文化があふれるまち…。現代の名古屋を語る上で私たちはたくさんの言葉をもっています。

それでは、このような魅力的な大都市がどのようにできあがったのでしょうか？　名古屋の文化的ルーツを知っていますか？　名古屋の歴史を語れますか？　こうした問いに答えることができる人はどれくらいいるでしょうか？

「三英傑のことは知っているよ」「名古屋城にも行ったことがある」「熱田神宮も全国的に有名だ」という人はたくさんいるでしょう。それでも、名古屋というまちの歴史的由来や文化的な特徴を整理して話すことができる人は少ないような気がします。

名古屋市立大学は医療系学部を中心とした大学ですが、経済学部、人文社会学部、芸術工学部では名古屋の歴史や文化を研究している研究者もいます。名古屋市立大学はそのような研究者を結集して名古屋の歴史的、文化的ルーツをさぐり、名古屋というまちの歴史的由来を探るプロジェクトをたちあげました。それが「なごや学」です。名古屋市立大学人文社会学部では、歴史、文化、経済の研究者を全学的に結集して「名古屋学」という専門科目を開講してきました。そして２０２３年９月に全国的に著名な城郭研究者である千田嘉博氏を新たに近世名古屋学講座の教授としてお招きしました。名古屋市立大学では今まで行ってきた名古屋研究と千田嘉博教授の城郭研究を結びつけ、名古屋の歴史的、文化的ルーツを深く研究する「なごや学研究センター」を発足しました。その研究成果発表の第一弾が、この名市大ブックスです。

私たちが目指す「なごや学」は名古屋の歴史的、文化的ルーツを学術的に深掘りしていくことを目的にしています。同時にその研究成果を広く市民の皆さんのみならず日本全体に、さらには国際社会に広めていこうと思っています。

こうした発信を通して、名古屋の面白さの再発見、名古屋に対する誇りのさらなる醸成、名古屋市民としてのアイデンティティの強化につながればと期待しています。さらに名古屋の未来を担う「なごやっ子」たちの郷土愛の育成にも結びつけていきたいとも考えています。そして、名古屋をネガティブに評価する方々には、「名古屋は結構、おもしろいぞ」とか「名古屋の歴史や文化を探りに行こう」という気持ちになっていただくことも願っています。

本書を通して、名古屋の魅力の一端を確認してくださることを期待しています。

目次
Contents

なごや学研究センターの発足 ―背景と意義
名古屋市立大学 理事（教育）／なごや学研究センター 前センター長 伊藤 恭彦 2

天文二年の蹴鞠 ―勝幡《しょばた》城と織田信秀
なごや学研究センター センター長／高等教育院 教授 千田 嘉博 6

近世城下町の源流 ―小牧山城
なごや学研究センター センター長／高等教育院 教授 千田 嘉博 34

究極の城・名古屋城
なごや学研究センター センター長／高等教育院 教授 千田 嘉博 50

桶狭間合戦とその史跡 ―今川義元は二度死ぬ？
人間文化研究科 日本文化コース 教授 川戸 貴史 68

金鯱はどこへ行った？ 名古屋の近現代
人間文化研究科 日本文化コース 准教授 佐藤 美弥 80

天文二年の蹴鞠 ―勝幡《しょばた》城と織田信秀

なごや学研究センター　センター長／高等教育院　教授　千田　嘉博

信長の誕生の勝幡《しょばた》城

今日の名古屋はもちろん、中世から近世へと日本が変わるときに、大きな役割を果たしたのが織田信長でした。ここでは城を通じて、信長の活躍を明らかにしていきましょう。１５３４年（天文３）に、清須城を本拠とした守護代織田大和守《やまとのかみ》家の奉行・織田信秀の子として、信長は生まれました。以前は信長の誕生地について、①名古屋市中区の那古野城、②名古屋市中区の古渡《ふるわたり》城、③愛知県愛西市・稲沢市の勝幡《しょばた》城、の３つの説がありました。そして那古野城で信長は生まれたとする説が有力でした。織田信秀が１５３２年（天文元、享禄５）に名古屋今川氏の居城であった那古野城を攻略して勝幡《しょばた》城から居城を移し、そこで信長が生まれたと説明してきたからです。

しかし古文書の年代比定が進んだことで、信秀が那古野城を攻略したのは

1538年（天文7）であったと判明しました。信長は1534年（天文3）生まれですから、このとき那古野城はまだ名古屋今川氏の城でした。いくら信秀が剛腕でも、もうすぐあなたの城を落とすので先に妻を送って、そこで出産させてほしいと申し入れるのは難しかったと思います。こうして信長の那古野城生誕説、さらには信秀が那古野城を手に入れた後に居城を移した信長古渡《ふるわたり》城生誕説は否定されたのです（下村 一九九六、三鬼ほか 一九九八）[※1]。信長は勝幡《しょばた》城で生まれたのは確実です。

資料や記録をどう読むか

勝幡《しょばた》城はどんな城だったのか。手がかりとして、まず思い浮かぶのが古文書でしょう。しかし名古屋市や愛西市、稲沢市といった地元に、当時の勝幡《しょばた》城のようすを詳しく記した同時代の古文書は残っていません。江戸時代以降になって地誌や絵図がつくられましたが、いずれも廃城後の記録です。もちろん、これらの史料も勝幡《しょばた》城を考える手がかりです。ただし実際に城が機能していた時から年月が経てば経つほど、直接の情報ではなく、伝聞や忖度、推測や創作が増えて、知りたい史実を追いやっていきます。

たとえば、21世紀の私たちが「桜田門外の変」について語るとして、「桜田門外の変」に参加した人も、事件を直接見た人も、すでにいません。そのため私たちの語りは、本を読んだり、絵画資料を見たりした情報にもとづきます。このな

※1　下村信博　一九九六「中世今川那古野氏再考」『名古屋市博物館研究紀要』第一九号。三鬼清一郎ほか　一九九八『新修名古屋市史』第二巻。

かで「桜田門外の変」に関わった人物の証言史料、直接見聞きした人の記録であれば、一定の信憑性《しんぴょうせい》があるでしょう。

その一方で、後の時代につくった歴史小説や映画・ドラマにもとづいて「桜田門外の変」を考えるのはどうでしょう。歴史小説や映画・ドラマも部分的に史実にもとづきますが、そこには物語としての推測や創作を含みます。井伊直弼が藩邸を出発するときに家臣とどんな話しをしたか、何を考えて江戸城へ向かう駕籠に乗っていたか、襲撃を受けて最後に何をつぶやいたか、歴史小説や映画では詳しく描写したりします。しかし、そうした印象に残る会話や所作は、いずれも史実としては確認できない推測と創作によっています。

史実に沿った部分と創作部分は、すぐれた文芸作品や映像作品であればあるほどひとつに溶け合って、心を打つストーリーを織り上げています。だから歴史小説や映画・ドラマの中から史実だけを見極めるのは至難の業です。そして創作を史実だと信じて歴史研究をしては、たいへんなことになります。

このため歴史研究では、ある出来事を研究するとき、後に事柄をまとめた編纂《へんさん》史料や創作を加えた軍記物などよりも、当事者が記した古文書や同時代の日記史料を重視します。これらを一次史料と呼びます。もちろん当事者が記した一次史料であっても、書いていることをそのまま信じてはいけません。常に史料批判は必要です。

たとえば羽柴秀吉（豊臣秀吉）の事例を見てみましょう。１５８２年（天正10）に「本能寺の変」が起きて織田信長が亡くなりました。そこで秀吉は、謀反を起こした明智光秀を討つため、現在の岡山県岡山市の備中松山城から、姫路城を経由して京都へ急行しました。秀吉はその道中で、畿内の武士たちに手紙を出し「信長や信長の息子の信忠は無事に明智光秀の襲撃から脱出した」と記しました。畿内の武士たちを味方につけるために、秀吉は意図してウソをついたのです。

秀吉だけでなく人は誰でもウソをついたり、誤解したり、自分にとって都合がよいように物事を思い込みがちです。だから当事者の主張を鵜呑《うの》みにするだけでは、真実にたどり着けません。私の身辺で起きた事例をあげれば、原稿の督促を受けて「すぐに『名市大ブックス』の原稿を書きます」という執筆者の殊勝なメールの記述が、いかに事実と異なったかは驚きます。自戒を込めて史料批判の重要性を証明する例として本書に掲げ、学界に共有したいと思います。

また、ある城のことを、いくら詳しく記した史料でも、廃城から何百年も経った後にまとめた編纂《へんさん》物の内容を、そのまま信じることはできません。これは絵画資料でも同じです。中世の城に立派な天守や石垣、壮大な御殿を描いた絵画資料が各地に残されています。しかし本当に描かれたような城があったと考えてよいかは、学術的な史料批判が必要です。

地元にこんなに立派な城があったと創作して描きたくなる人は、歴史の中でしばしばいました。城のあった頃から離れた後の時代に、○○について詳細に記した記録がある、ものすごく詳しく城を描いた絵画や絵図があるというのは、まずは信憑性《しんぴょうせい》を疑ってみるべきでしょう。もちろん、後の時代につくられた創作的な要素の強い著作に価値がない訳ではありません。過去の人びとが歴史的な事件や城跡をどう考え、どう伝えようとしたかを明らかにして読み解くのも、歴史研究の重要なテーマです。

勝幡《しょばた》城への旅

それではいよいよ、勝幡《しょばた》城を考える最も信憑性の高い史料『言継卿記《ときつぐきょうき》』から、当時のようすを考えてみましょう。『言継卿記《ときつぐきょうき》』は、戦国時代の公家、山科言継《ときつぐ》が、1527（大永7）から1576（天正4）年にかけて記した日記です。このうち言継《ときつぐ》の自筆本35冊は、国の重要文化財に指定されています。

そして信長が生まれる前年の1533年（天文2）7月8日から27日にかけて、京都の公家・飛鳥井雅綱と山科言継《ときつぐ》、富小路氏直が勝幡《しょばた》に滞在しました。飛鳥井雅綱は、従一位、権大納言に至った人物で、蹴鞠の名人として知られた公家でした。雅綱は「武家伝奏」＝武家の奏請を朝廷に取り次ぐ仕事も務めました。山科言継《ときつぐ》は正二位、権大納言で、20世紀の1915年（大正4）になって従一位の贈位を受けた公家でした。言継《ときつぐ》は有職故実、医学、和歌、蹴鞠などに精通するなど、才にあふれた人物でした。また言継《ときつぐ》は、朝廷の財務担当者で、戦国期の朝廷の財務状況の立て直しに尽力しました。富小路氏直は関白を務めた二条家から分かれた家の人物で、従四位下に至った公家でした。『言継卿記《ときつぐきょうき》』では氏

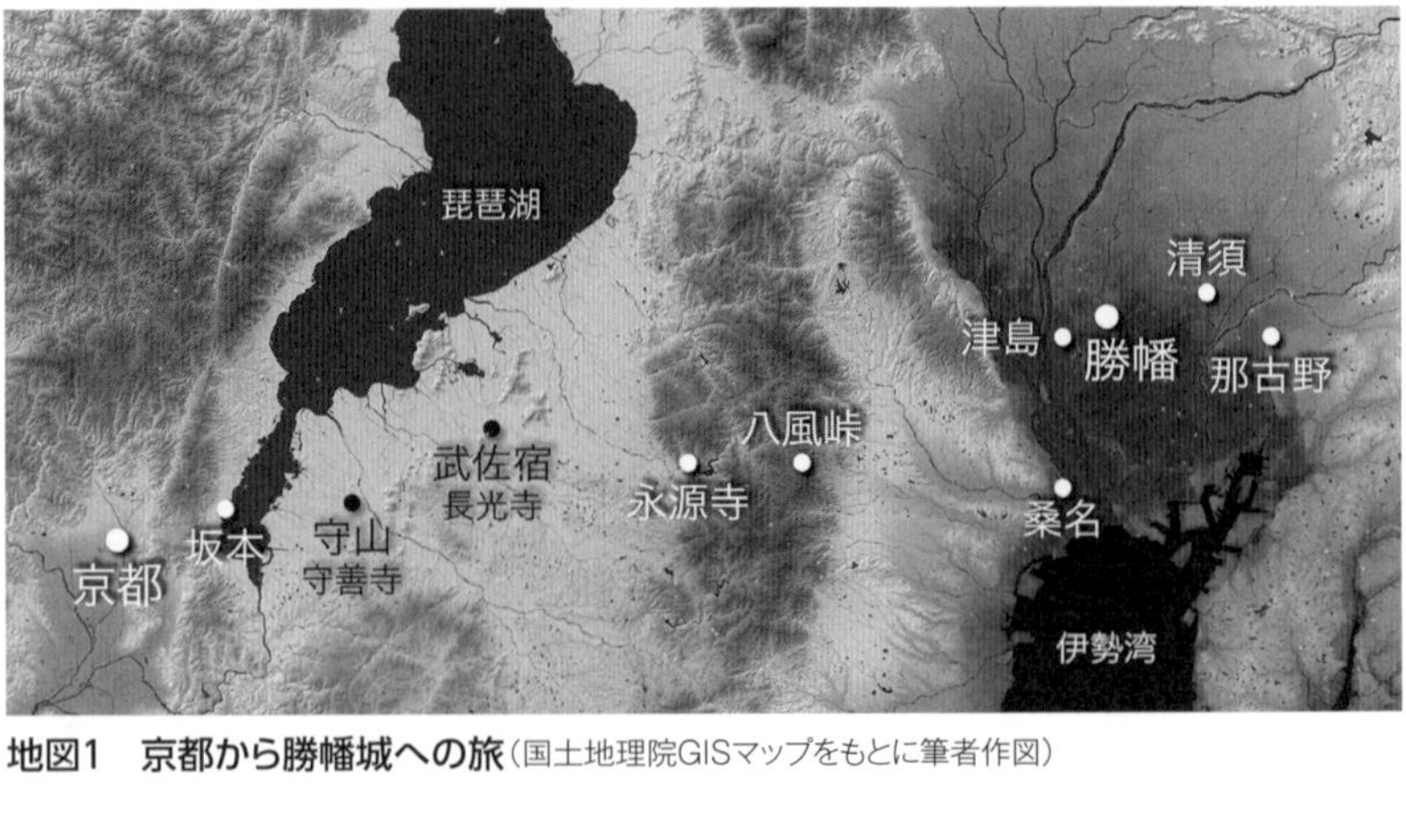

地図1　京都から勝幡城への旅（国土地理院GISマップをもとに筆者作図）

直を「蔵人」と呼んでいます。

『言継卿記《ときつぐきょうき》』を紐解いて、戦国の京都から勝幡城《しょばた》への旅をたどってみましょう。山科言継《ときつぐ》は7月2日の朝に後鳥羽院をはじめとした関係者に暇乞いをすませ、この日の午前10時すぎに飛鳥井雅綱と蔵人（富小路氏直）とともに、洛中から滋賀県の坂本（大津市）を目指して出発しました。旅行に必要な道具や贈答品を運ぶための付き人も従っていました。

洛中から複数の人が彼らの見送りに来ていましたが、彼らは白川（京都市左京区）で帰り、いよいよ旅人だけになりました。白川まで見送りの人が一緒に来たということから、一行は比叡山の南を越える「山中越《やまなかごえ》」を通って近江へ進んだとわかります。そして言継《ときつぐ》たちは16時頃に坂本宿の善養坊に到着。この日は風呂に入って寝ました。

八風峠《はっぷう》を越える

7月3日は10時頃に坂本宿を出発し、船に乗って琵琶湖を移動。上陸して守山の守善寺という寺で湯汁を食べました。そこからは雅綱・言継《ときつぐ》・蔵人の三人は馬に乗って、武佐宿《むさしゅく》（現、近江八幡市武佐町）の長光寺に至りました。武佐宿《むさしゅく》は中山道の宿場町のひとつで、現在も江戸時代の古い町並みが残っています。言継《ときつぐ》たちが宿泊した長光寺は聖徳太子の開創と伝えられ、今も中山道から200ｍほど南に入ったところにあります。さらに、この寺の南に接した山には長光寺城があり、

1570年（元亀元）に織田信長の家臣・柴田勝家がこの山城に籠城し、攻め寄せた六角義賢・義治の軍勢と激戦をくり広げたことでよく知られています。この日は長光寺泊まりでした。

7月4日は「人夫不調」によって、京都から持ってきた荷物を運ぶことができずに長光寺にもう一泊。そして7月5日は馬三頭と人手が整って、10時頃に出発して八風《はっぷう》街道を南東へ進み永源寺（滋賀県東近江市）にお昼頃に到着しました。永源寺は1361年（康安元）創建の大寺院。永源寺は1563年（永禄6）の兵火で伽藍《がらん》の大部分を失ったと伝えられますが、焼失する前の1533年（天文2）に旅をした言継《ときつぐ》たちは、大伽藍《がらん》を目の当たりにしたのでしょう。実際に、住職の住まいである含《がん》空院《くういん》をはじめとして寺を詳しく見学しています。この夜は、雄相庵に泊まりました。

7月6日は8時すぎに出発し、標高940mの八風《はっぷう》峠を越えて現在の三重県菰野町へ抜けました。八風《はっぷう》峠は八風《はっぷう》街道の難所として知られ、言継《ときつぐ》も「九里皆坂道也、一段之坂也」＝「三六kmのすべてが坂道である。はなはだしい坂だ」と記したほどです（『言継卿記《ときつぐきょうき》』）。そして一行は16時すぎに梅戸《うめど》城（三重県いなべ市）に到着し、「小庵」に一泊しました。7月7日は、8時すぎに出発。三人は馬に乗って、14時頃に「桑名之津」（三重県桑名市の港）に到着。そのまま船に乗って移動するつもりでしたがタイミングが悪く、言継《ときつぐ》たちは桑名に逗留することになりました。

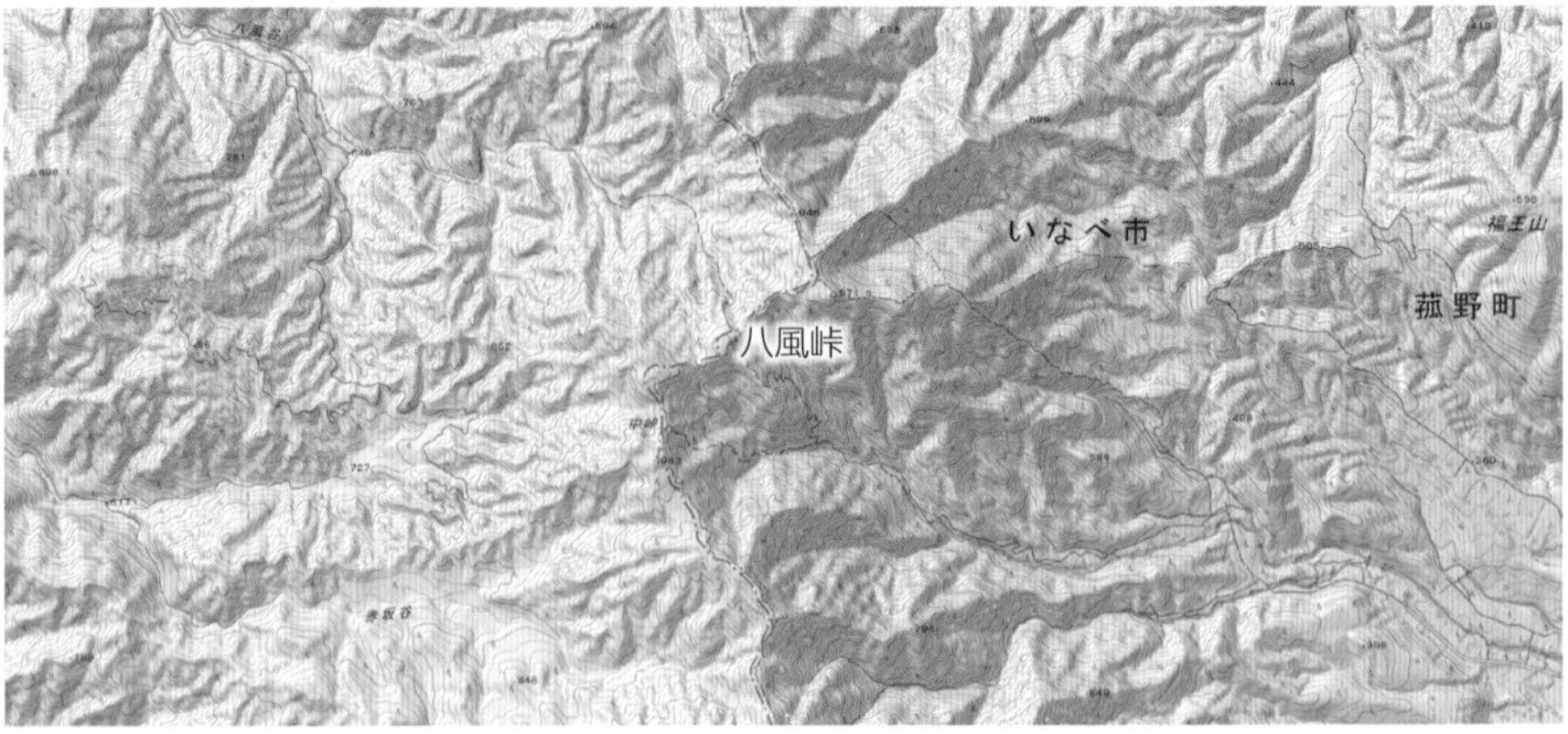

地図2　八風峠（国土地理院GISマップ）

勝幡《しょばた》城に到着

7月8日は、8時頃に桑名の港から船に乗り、10時頃に「尾張国津島」（愛知県津島市）に到着しました。この間の距離は20kmほどと記しています。

私も以前、桑名の港から船に乗り、揖斐川や長良川をめぐって遊んだことがあります。河口に近く、海とひと続きになった雄大な川を進む船旅の体験は、歴史を偲んで快適そのものでした。現在は河川改修によって河川は整然と流れていますが、当時は揖斐・長良・木曽の三つの河川は何度も蛇行し、離れたり接したりして流れていました。そして一帯には大河が囲んでできた、いくつもの島がありました。言継《ときつぐ》たちの船旅も、それらの島々を眺めながらの移動だったでしょう。

津島は揖斐・長良・木曽の河川によって伊勢湾とつながり、尾張と伊勢、そして全国的な物流の要として栄えた水の都でした。津島神社の尾張天王祭は、今日に津島の町衆の力を物語っています。まだご覧になったことがないのでしたら、津島の天王祭を実見されるのをお勧めしたいと思います。

さて津島に上陸した一行は、従者の速見兵部丞《ひょうぶのじょう》を使者にして、織田三郎に到着を知らせました。三郎とは信長の父、織田信秀のことです。16時すぎに信秀自らが三人を迎えに来て、言継《ときつぐ》たちは馬に乗り、信秀自身

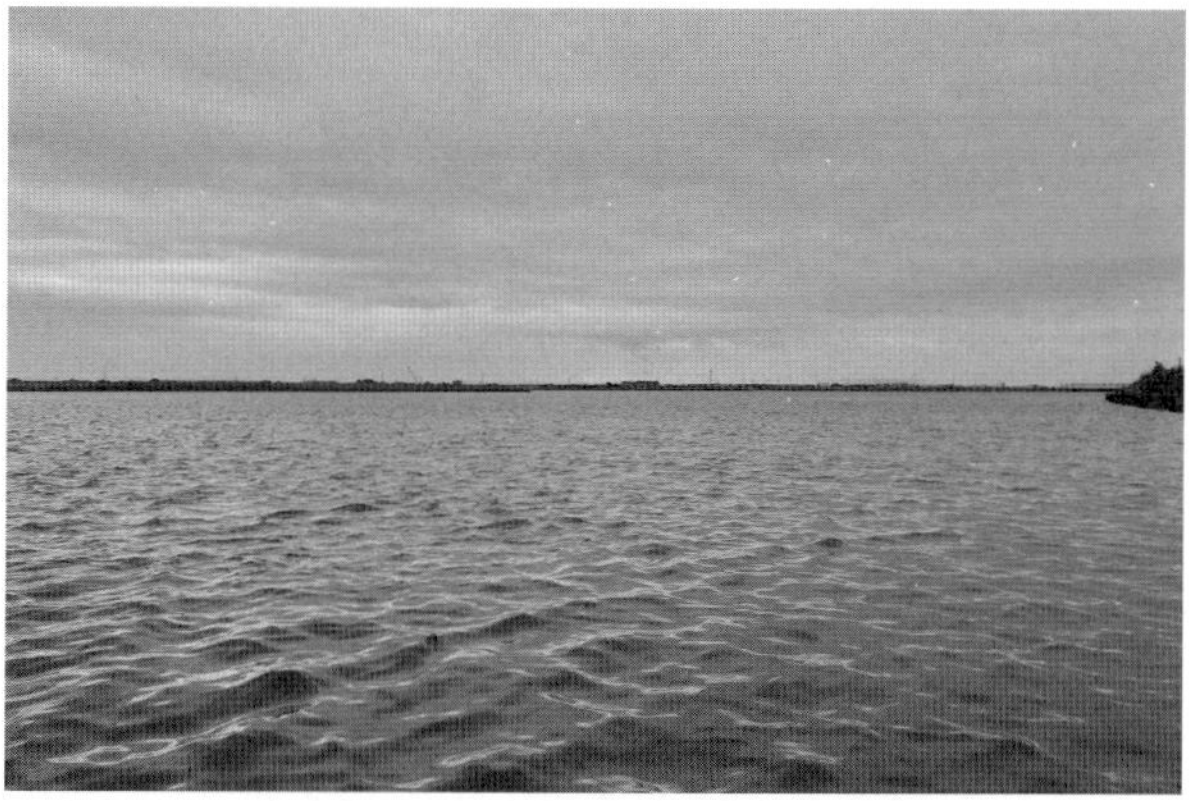

写真1　船から見た桑名周辺の長良川河口（筆者撮影）

は三人の後について勝幡城《しょばた》に進みました。信秀が迎えに来たのは、いかに言継《ときつぐ》たちが信秀にとって重要な賓客であったかをよく示しています。

こうして言継《ときつぐ》たちは京都から稲沢市・愛西市にあった勝幡城《しょばた》へ、京都府・滋賀県・三重県を経由した7日間の旅によって着きました。21世紀の私たちは、京都から勝幡城《しょばた》に向かうのに、もう船は使いません。いくつかの方法がありますが、急ぐ旅なら新幹線を使って、名古屋からは名鉄に乗り換えて勝幡《しょばた》で下車する方法を選ぶでしょう。移動にかかる時間はわずか1時間20分ほど。言継《ときつぐ》たちがさほど旅を急いでいなかったとはいえ、現在では思いもよらない勝幡城《しょばた》への旅が、戦国時代にはありました。

勝幡城《しょばた》でのおもてなし

7月8日の夜になって三人は勝幡城《しょばた》に到着し、信秀から冷麺と吸い物などのもてなしを受けました。そして飛鳥井雅綱は自ら織田信秀に太刀をプレゼントし、一行は「未徒移之所」の「城之内新造」＝まだ未使用の城内に新築した御殿に移動しました。この御殿は都の豪華な御殿を知っている言継《ときつぐ》たちにとっても驚くほど立派で武家儀礼に適った格式の高い建物であったので「驚目候」＝目を見張る御殿であったと記しています。

信秀は、一行をもてなすために、勝幡城《しょばた》内に新しい御殿まで建てていたのでした。勝幡城《しょばた》に到着した一行は、冷麺と吸い物を食べて少し休憩した後、飛鳥井雅綱が信秀に太刀を与えたとありますので、この太刀をプレゼントした部屋は、城主と客人が正式な対面行事を行った「主殿」であったとわかります。『言継卿記《ときつぐきょうき》』は記していませんが、織田信秀からも飛鳥井雅綱、山科言継《ときつぐ》、蔵人に対して何かふさわしいプレゼントをしたのは間違いありません。

そうした「主殿」で行った正式の対面行事の後に、館のなかを移動して「未徒移所」の「城之内新造」の御殿に場所を変えたと記したので、移った先の御殿は、文芸活動や宴会を行う「会所」と考えて間違いありません。「会所」は絵画や高価な陶磁器、文具などで飾り付けた空間で、城主の文化度と教養力、そして経済力を示しました。さらに「主殿」が政治的・社会的な身分の上下関係や服属関係を確認する儀礼を行い、厳格な席次を重視したのに対し、「会所」は貴賤同座、つまり身分を一日忘れたことにして、同じ部屋に座を占め、人としての交わりを深めて信頼関係を醸成する役割をもちました。

このように当時の武家屋敷は、「主殿」「会所」というふたつの性格の異なった対面・儀礼空間を備え、このほかに信秀と家族がくらした「常《つね》御殿《ごてん》」や「馬屋」を組み合わせて主要御殿を構成したと推測できます。さらに城として必要な「蔵」「櫓《やぐら》」「門」といった建物、「庭園」「広場」も備えていたでしょう。勝幡《しょばた》城はまだ石垣も天主（天守）ももちませんでしたが、室町期の武家儀礼に則った格式高い城だったのです。

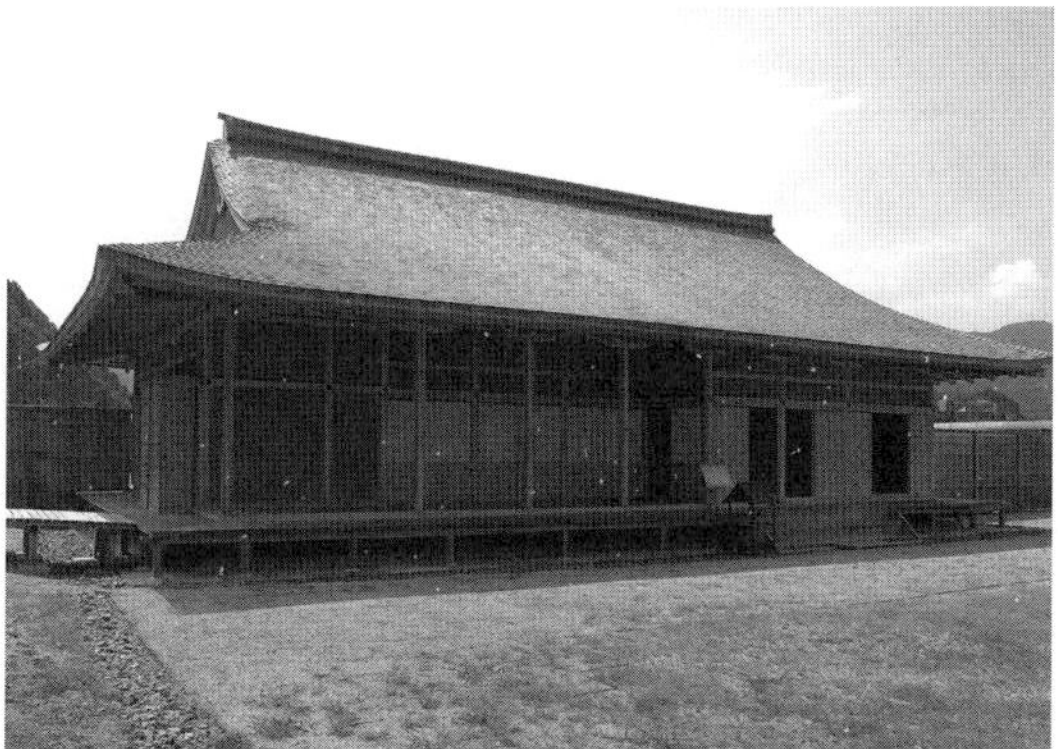

写真2　岐阜県 江馬氏下館で復元した会所（筆者撮影）

蹴鞠の日々

7月9日の朝、言継《ときつぐ》たちがご飯を食べていると、織田信秀たちがやって来て、しばらく雑談をしました。そして「晩天《ばんてん》」つまり夕方から、勝《しょ》幡《ばた》ではじめての蹴鞠を張行しました。参加したのは、烏帽子をかぶった飛鳥井雅綱、山科言継《ときつぐ》、蔵人、織田信秀、織田右近（光清）、速見兵部丞《ひょうぶのじょう》などで、それを見ようと百人を越える見物人が集まりました。実際に蹴鞠を行ったのは15時頃から16時すぎまでと記しています。

言継《ときつぐ》たちは滞在している屋敷に帰るとまずは行水して体を清め、夜のご飯は織田信秀の屋敷に出かけて食べ、お酒も出ました。そして風呂に入って帰宅しました。風呂というと、湯船に浸かるタイプのお風呂をイメージしますが、当時はサウナ形式の風呂が一般的でした。おそらく勝《しょ》幡《ばた》城の風呂もそうだったでしょう。具体的な城にあったサウナ形式の風呂の姿は、復元された名古屋城本丸御殿の湯殿で見られます。もちろん名古屋城本丸御殿の風呂は、勝幡《しょばた》城にあった風呂よりかなり立派になっています。

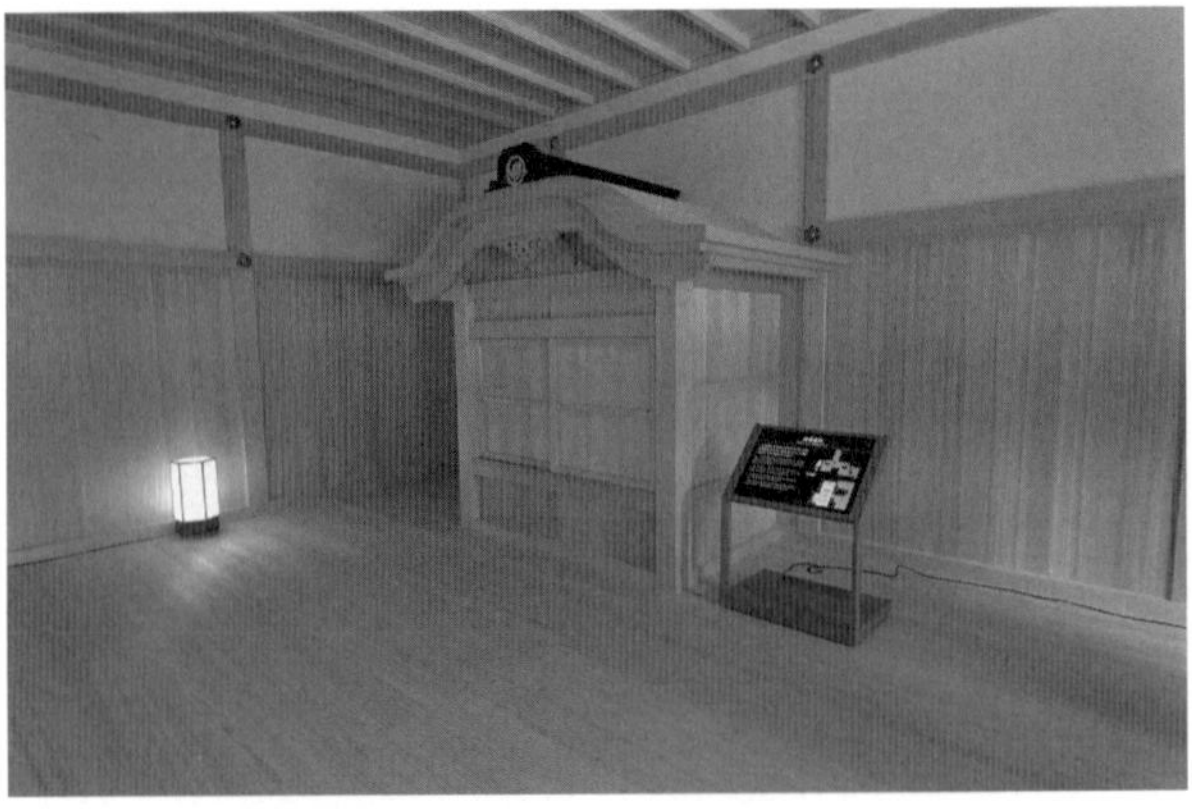

写真3　名古屋城本丸御殿で復元した風呂（筆者撮影）

勝幡《しょばた》城と城下の町

7月10日は朝ご飯前から織田右近が来ていて、飛鳥井雅綱が滞在している屋敷から「三郎城」つまり勝幡城《しょばた》へ向かいました。その後、言継《ときつぐ》と蔵人も城に参るようにと信秀からの使者が来て、使者と共に勝幡城《しょばた》に行き、冷麺とお酒のもてなしを受けました。その後、言継《ときつぐ》たち三人と、織田信秀、織田右近、速見兵部丞《ひょうぶのじょう》、濃州（岐阜）から来た成田、伴九郎兵衛（兼久）たちと蹴鞠をしました。

この日の『言継卿記《ときつぐきょうき》』の記述から、飛鳥井雅綱・山科言継《ときつぐ》・蔵人の三人が滞在した屋敷が勝幡《しょばた》城内ではなく、城からそれほど離れていないどこかであったと判明します。勝幡《しょばた》は城だけが立派だったのではなく、その周囲に京都の公家たちが泊まるのにふさわしい整った屋敷があったのです。

7月11日は14時頃に織田右近（光清）が来て冷麺を食べました。昨年、対立していた尾張下四郡の守護代である織田大和守《やまとのかみ》（達勝）と和議をしてから、織田與次郎（信康）が達勝の清須城に出頭していることを聞いたりしています。そして織田兵部丞《ひょうぶのじょう》（寛故《とおもと》）の家の女性が病気とのことで、従者の蔵人が朝食後に清須へ向かい、兵部丞《ひょうぶのじょう》（寛故《とおもと》）には天皇の御真筆を、女房へは種々の香を合わせて作った煉香を貝に納めたものをプレゼントして、合わせてメッセージを伝えました。

7月12日は16時頃から蹴鞠を開始し、清須城から守護代の織田大和守《やまとのかみ》（達勝）が勝幡《しょばた》へ来訪して蹴鞠に加わりました、日暮れ頃に大和守《やまとのかみ》から儀式・贈答用に整えた糸巻太刀などを飛鳥井雅綱や山科言継《ときつぐ》がもらいました。とても祝着なことで、従者の速水兵部丞《ひょうぶのじょう》を御礼の使者に立てました。

蹴鞠の門弟になるには

それにしても戦国時代の武士や貴族は、太刀を儀礼の場の贈答品として、日常的にあげたり、もらったりしていたのがわかります。ところで21世紀の私たちは、誰かへの贈答品として太刀を選ぶことは希です。今の私たちは太刀を腰に差して出歩く訳にはいきませんし、扱いにも困ります。

しかし当時の武士にとって太刀は実用品。その上、太刀は権威や栄誉、身分と財力を示す特別な一品でした。もちろん、すごい刀を腰に差していたとしても、人として立派かどうかは確かではありません。高級ブランド品で全身を飾った人が、それだけで優れた人格であるのを保証しないのと同じです。

7月13日に、織田大膳亮《だいぜんのすけ》定信が飛鳥井雅綱の蹴鞠の門弟になりました。門弟になる御礼として、糸巻の太刀と銭二百疋を定信は出しました。百疋は一貫文で、現在のお金に換算すると10万～15万円ほどです。信定は格式ある糸巻の太刀と20万～30万円ほどを支払ったのです。

また7月15日に瀧川彦九郎勝景が、16日には花井又次郎源元信が、18日には伴九郎兵衛尉《ひょうえのじょう》が雅綱の門弟になっていて、それぞれ糸巻の太刀と銭二百疋を持参しています。より高い身分の武士は三百疋出した人もいましたので、糸巻の太刀と銭二百疋が門弟になるときの最低限の相場だったようです。

勝幡《しょばた》での行事いろいろ

7月14日は、お盆の支出用ということで、織田信秀が飛鳥井雅綱に百疋、山科言継《ときつぐ》と蔵人に五十疋を渡しました。また近所の浄土宗の寺で僧侶が十余人で施餓鬼をするので三人で寺に出かけ、焼香しました。その夜に「柱松《はしらまつ》」を見学して「一興」だったと記しています。施餓鬼とは、食べ物や飲み物が食べられなくて飢えや渇きに苦しむ餓鬼に施しをする宗教行事です。苦しむ餓鬼たちに食べ物を供えて救うことで、その功徳によって先祖や亡くなった知人も安寧を得られると考えられました。

「柱松《はしらまつ》」は、木でつくった御柱の上に可燃物を納めたカゴを設置し、そこに松明を投げ込んで点火・炎上させて無病息災を祈念し、豊作・凶作を占ったりする行事でした。現在、勝幡《しょばた》城があった稲沢市と愛西市では、もう「柱松《はしらまつ》」行事を行っていないようですが、日本の各地では行事を伝承していて、山口県岩国市の「周《す》防祖生《おうそお》の柱松」は国指定重要無形民俗文化財になっています。

7月15日は、「夜入構橋上にて月見候、三郎同道、盃出酒候了、音曲等有之」＝夜に入って、勝幡《しょばた》城の堀に架かる橋の上で月見をした。織田信秀が同道して、盃の酒が出され、音楽の演奏などがあった、と記した特別な宴がありました。平らで、河川に囲まれた低地に立地した勝幡《しょばた》城の立地から、城の周囲の堀は水堀だったのが確実です。その水堀を渡って本丸の出入り口に進む位置には、橋が架かっていたと、この記述からわかります。

城の堀を越えるための橋は、木でつくった木製の橋の場合と、土で造った橋、土橋を用いました。木橋は危機に際して板を外して敵の進攻を妨げる利便性がありました。その一方で、土橋は簡単に外せませんでしたが、堀のなかにある土手だったので、土橋の左右で堀の中の水の水位を調整する役割を果たせました。

実際に江戸時代の城でも土橋の左右の堀の水位が大きく異なっているのを、しばしば観察できます。これは土橋だからできたことです。高低がある地形をうまく活かして城を築きましたが、城の周囲に水堀をめぐらそうとすると、堀底の高さを一定にはできませんでした。その状態で堀の中に水を引き入れると、当然、堀底の高い方から堀底の低い方へ水が流れていってしまいます。そこで堀を渡って城に出入りする方法を、木橋ではなく土橋にすることで、土橋が堤防の役割を果たして堀の一定の範囲に水を溜めることができました。だから城をぐるりととりまいている水堀の水位の高さは、途中の土橋を境に異なっていることが多いのです。次に城を訪ねたら、土橋左右の水堀の水位の違いに注目してみてください。

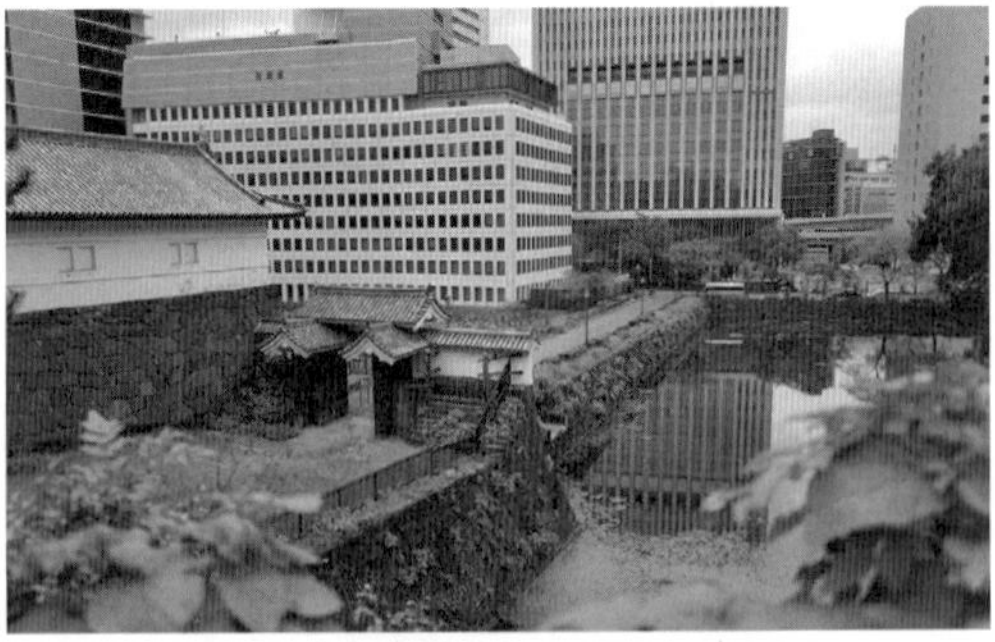

写真4　水堀の水位を調整している
東京都 江戸城清水門への土橋（筆者撮影）

平手中務政秀の屋敷

7月20日の朝ご飯は、信秀の重臣のひとり、平手中務政秀の屋敷でとっています。政秀の屋敷は「種々造作驚目候了」＝いろいろな建物のつくりに目を見張った、「数寄之屋敷一段也」＝連歌会や茶会のための建物は、一段とすばらしかった、と記しています。さらに朝食後には政秀の子供たちが加わった「鷲耳目」の「音曲」演奏があり、笛を吹いた11～12歳の少年は「島津之物」でした。信秀や政秀が津島の商人たちとよい関係を築いていたのが読み取れます。

こうした『言継卿記《ときつぐきょうき》』の記述から、勝幡《しょばた》城の周囲には家臣屋敷があったこと、信秀の勝幡《しょばた》城だけでなく、家臣屋敷も武家儀礼に適った見事なつくりであったと判明します。そして7月23日には「三郎亭」＝織田信秀の館のなかの数寄の建物、つまり会所で信秀が「和歌会」を開催しました。この和歌会には多数の尾張の武士たちが参加しました。戦国の勝幡《しょばた》は、京都の公家たちも驚くほど整った館城と館が建ち並ぶ、洗練された文化的な町でした。そして立派な武士としては、武芸だけでなく、蹴鞠の技や和歌の心得も必要だったのです。

今川竹王丸と織田信秀

そしてこの日には、糸巻の太刀と銭三百疋をもって「在名なこや 今川竹王丸蹴鞠門弟に被成候」＝那古野城主の今川竹王丸（氏豊）が蹴鞠の門弟になられた、との記述があります。この記述はとても重要です。最初に記したように古くは1532年（天文元）に織田信秀によって今川氏豊は那古野城を奪われたと考えられてきたからです。ところがその翌年の1533年（天文2）7月に氏豊の生存と、氏豊が平和に那古野城と勝幡《しょばた》城を行き来していたと確認できるのです。

さらにはこの日は「晩天鞠有之、人数飛、予、蔵人、那古野十二歳 今川竹王丸、三郎・・・」＝夕方に蹴鞠をした。人数は、飛鳥井雅綱、山科言継《ときつぐ》、蔵人、那古野十二歳 今川竹王丸、織田信秀・・・とあります。この日に仲良く蹴鞠をした信秀と竹王丸（氏豊）でしたが、信秀は、この蹴鞠から4年後の1538年（天文7）に、竹王丸をだまして那古野城を奪い取ったのです。

改めて戦国の世は油断も隙もありません。ともにスポーツで汗を流して築いた友情と信頼は、利害関係がからむと、案外もろいものなのかもしれません。『名古屋合戦記』※2が伝える伝説によれば、連歌会を通じて那古野城に入り浸るようになった信秀が、仮病で家臣を呼び寄せ城を奪い取ったとされます。老練な武将であった信秀が16歳の少年武将をだましたのです。現代も、悪い大人が青少年をだます事件がなくなりません。本書を読んでくださっている青少年のみなさんは、怪しい話に接したときに、今川竹王丸を思い出して危機を切り抜けてほしいと願っています。

※2 『名古屋合戦記』（『続群書類従』第二十一輯上 合戦部）

勝幡《しょばた》から清須へ、そして帰洛

こうして勝幡《しょばた》に滞在した言継《ときつぐ》たちは、その後も尾張の多くの武士たちと交流し、蹴鞠をして弟子としました。そして7月27日には織田信秀から飛鳥井雅綱に三千疋、言継《ときつぐ》と蔵人（富小路氏直）にそれぞれ二百疋を送り、三人は別れの挨拶をして勝幡《しょばた》から清須へと移動しました。馬に乗っての移動で、信秀たちが同道しました。清須城や城町の様子についても言継《ときつぐ》が詳しく記してくれたらよかったのですが、残念ながら具体的な城や町に関する記述は『言継卿記《ときつぐきょうき》』に見当たりません。言継《ときつぐ》は清須城にはあまり感銘を受けなかったのでしょうか。

清須では守護代を務める織田大和守《やまとのかみ》達勝が三人の滞在の世話を行っています。清須に移ってからも多くの武士たちの訪問がありました。雅綱たちは対面の儀式を行い、蹴鞠の門弟をとったり、歌道の門弟をとったり、勧進舞を鑑賞したりして忙しくすごしました。そして清須滞在中も、しばしば織田信秀は三人のもとに訪れ、また信秀重臣の平手政秀は、引き続き言継《ときつぐ》たちへの援助をしました。

8月20日に織田大和守《やまとのかみ》達勝に別れを告げて、清須を出発した一行は、墨俣から木曽川を渡って美濃国へ進んで尾張を後にしました。帰りの道中はまずまず順調で、8月24日には近江国坂本まで戻り、翌8月25日に洛中の屋敷に帰り着きました。

天文2年の蹴鞠の歴史的意義

本稿では、勝幡《しょばた》城での1533年（天文2）の蹴鞠を中心に、勝幡《しょばた》城のようすを考えてきました。戦国時代の武士というと、戦いばかりしていて、織田信秀もまるで乱暴者のように小説やドラマで描かれがちです。確かに、京都からの公家たちが滞在して、おもてなしをして、国中のしかるべき武士が集まって蹴鞠をするというのは、希なことでした。しかしそれぞれが正義を掲げて戦いあった戦国時代であったからこそ、リーダーである武将には、武力はもちろん、教養・文化力も求められました。

城館を発掘調査すると多く出土する高価な貿易陶磁（東アジアから輸入した、当時すでに骨董品であった茶器や座敷飾りのための陶磁器）は、その城館の城主が骨董品好きだったからと解釈するだけでは十分ではありません。当時のひとかどの武士たちに求められた教養・文化力、経済力を示すものとして、高価な貿易陶磁が必要だったと解釈する必要があるのです。

『言継卿記《ときつぐきょうき》』の記述をどう読み取るか

山科言継《ときつぐ》たちは、織田信秀の勝幡《しょばた》城や平手中務政秀の屋敷のみごとさに驚きました。記録では建物のつくりをほめていますが、これも建物だけがすばらしかったと読むより、建物と合わせて整えていた庭園、室内の床の間や違い棚に飾り付けた掛け軸や文具、陶磁器など、それら全体の組み合わせが、一流を知っている京都の公家たちの審美眼《しんびがん》に叶うものだったと読み解いてよいでしょう。

織田信秀にとって、雅綱や言継《ときつぐ》たちを招待したのは、大きな出費だったに違いません。「城内新造」で「未徙移之所」の「驚目」した御殿は、おそらく会所の建物と思われますが、新たに建てて、まだ使っていなかったというのですから、言継《ときつぐ》たち一行をおもてなしするために勝幡《しょばた》城内の御殿を大改造して新築したのが明らかです。一行の滞在費や贈答にかかる経費も少なくありませんでした。

そうした負担をしてまで天文2年の蹴鞠を実行した織田信秀のねらいは、つぎの3点だったと思われます。（1）数多い尾張の武士の中で京都の公家たちを招くことで、自らの力と実質的な尾張の武士の代表であると示す。（2）美しく整えた勝幡《しょばた》城を公家たちが体感し、万全のおもてなしによって、朝廷に信秀の強さとよい評判が伝わる。（3）蹴鞠の弟子になるために尾張のしかるべき武士が勝幡《しょばた》城に集まることで、信秀の教養・文化力、経済力を体感させ、尾張を率いるのにふさわしい、すぐれたリーダーシップを備えた武将のイメージを獲得する。

信秀が行った1533年（天文2）の蹴鞠は『言継卿記《ときつぐきょうき》』を紐解いて分かるように、大成功だったといえるでしょう。こうした大イベントを実現できたのは、勝幡《しょばた》を拠点にした信秀が、伝統的な土地支配だけでなく、津島を通じて尾張や伊勢湾の流通と経済を把握することで、強固な経済的基盤をもち、全国的な情報をつかんでいたからでした。平手中務政秀の屋敷で政秀の子供たちとともに音曲を演奏した少年たちのなかに12歳の「津島之衆」の子供がいたというのは、勝幡《しょばた》と津島との良好な関係を示す象徴的な記述です。

武将としての織田信秀

織田信秀が津島という経済・流通拠点を押さえた上で、その後、那古野や古渡《ふるわたり》、末盛といった熱田台地上の尾張東部に勢力を広げていきました。そこでも織田信秀のすぐれた武将としてのリーダーシップだけでなく、信秀が経済と流通の重要性を熟知していたことに、大きな意味があったと思います。信秀は当時の武将としては珍しく、居城の移転をくり返しました。信秀は居城を移すことで、当面する戦略目標と自らの位置関係を常に最適化しました。

軍勢のすみやかな移動は、勝敗を決定した大きな要因であり、それをどう実現するかは、ロジスティックス戦略に裏打ちされていました。馬を用いて移動できるのは限られた侍身分の者であり、軍勢の主力を担った足軽は徒《かち》、つまり歩いて移動するしかありませんでした。信秀の居城に集まった軍勢が長距離を移動して国境の敵の城に攻めかかるとすれば、その移動距離が長く、前線に到着するまでの時間がかかればかかるほど、敵に進軍を察知されやすく、また敵に応戦の準備時間を与えてしまいました。

さらに長距離の軍勢移動となれば、兵糧をはじめとして準備する物資が増え、それらを適時、適量、軍勢に供給できるように輸送体制を確保するのもたいへんになりました。信秀が居城を次々と移転したのは、流通・経済の合理的な思考にもとづいた戦略を実行したからだと考えています。

信長が父から受け継いだもの

信秀のように、総大将がとにもかくにも、戦略目標を攻略するのに適した要地に、直臣を率いて移り、尾張から攻め出すにも、敵から尾張を守るにも、自らが先頭に立った武将は希でした。その点、信秀の後を受け継いだ織田信長は、父の戦い方に学び、父のやり方を発展させて天下布武を進めていったといえるでしょう。勝幡《しょばた》城の実態を明らかにして、織田信秀の戦略を究明することは、織田信長がなぜ尾張、濃尾平野の覇者から天下人へなり得たかを解き明かす、重要な鍵を握っているのです。

信秀が居城にし、若き日の信長が城主を務めた名古屋市中区の那古野城は、官公庁の庁舎の建て替えに際して、何度か発掘を行っていますが、まだ全体像がわかったとはいえません。なにより、すでに見つけた戦国期の大きな堀を備えた館城や館のひとつが那古野城そのものとしてよいのか、それとも那古野城は、近世名古屋城二之丸の地下にあってまだ見つけていないのか、はっきりしません。

近未来に、近世名古屋城二之丸内に誤って建てられた旧愛知県体育館が撤去され、体育館があった場所の大規模な発掘調査を行う予定になっています。那古野城の位置問題の解明につながる成果が上がるのを期待しています。

勝幡《しょばた》城跡を訪ねる

勝幡《しょばた》城は江戸時代に尾張藩が行った人工河川・日光川の開削によって、本丸中央が流路となって破壊されています。だから勝幡《しょばた》城の跡はもうなくなってしまったと考えている人が、お城ファンの中にも少なくありません。しかし実は、まだ日光川の両岸の陸地部分に本丸の重要部分が残っている上に、本丸周囲の帯郭《おびぐるわ》や、城下の武家屋敷と町を囲んだ堀・惣構えも地下に残っています。

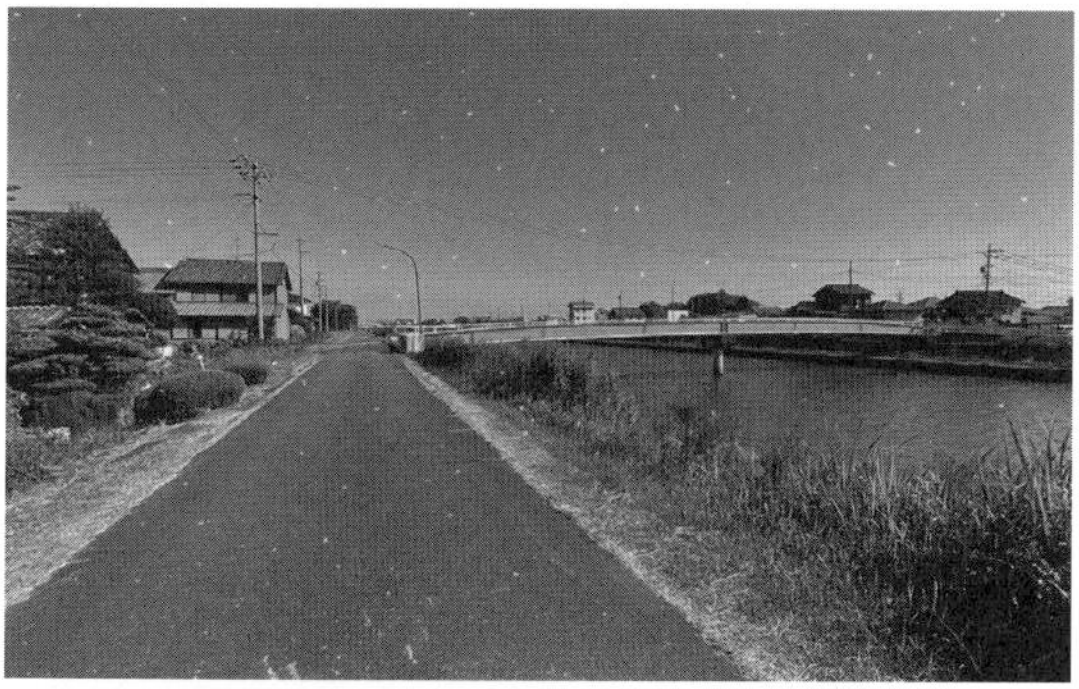

写真5　現在の勝幡城（筆者撮影）

愛知県も稲沢市も愛西市も、勝幡《しょばた》城跡の発掘を一度も行っていません。これは、たいへん嘆かわしい事態です。愛知県が武将観光を声高に推進し、地元自治体が「信長が生まれたまち」をアピールするなら、当然すべきことがあります。勝幡《しょばた》城跡を発掘調査して、残っている城跡を史跡として整備することです。

せっかく残っている勝幡《しょばた》城跡には石碑があって、城跡としての顕彰がされています。しかし、これで愛知県と稲沢市・愛西市が十分に勝幡《しょばた》城跡を大切にしていると考えているなら、大きな間違いといわなくてはなりません。真面目な発掘調査も行わず、発掘成果と文字史料の研究成果にもとづいて城跡を保存して、史実にもとづいて活用をすることを怠っているからです。

勝幡《しょばた》城跡は、学術調査にもとづいてしっかりと史跡整備すれば、全国から信長ファンが集まる特別な場所になります。愛知県と稲沢市・愛西市は、全国の城ファン、武将ファンの期待に応えてほしい。愛知県が城跡の本質的価値にもとづいた武将観光を真に推進しようとするなら、なにひとつ学術調査をせずに放置している城跡に旗を立てたり、学術的には信憑性が疑われる伝承を、そのまま記したパンフレットを配布したりすることが、最適な方法とは思えません。

稲沢市役所の非道

さて、現地では手がかりの乏しい勝幡《しょばた》城ですが「嫁振り橋」という城跡にかかる橋のたもとに、戦国時代の勝幡《しょばた》城のようすを描いた銅版画を掲げていて、当時の勝幡《しょばた》城を感じさせるスポットになっています。この銅版画はよくできていて、千田も勝幡《しょばた》城は、きっと描かれたような姿ではないかと思います。それもそのはずで、この「嫁振り橋」に設置している勝幡《しょばた》城復元図は、千田が監修して、2024年に急逝された復元画家の香川元太郎先生に描いていただいた絵を、無断でそのまま写し取って、掲出したものなのです。千田はこの橋に銅版画を設置した稲沢市役所にくり返し遺憾の意を伝え、自治体が他者の知的財産を無断で盗用してはいけないと説きました。しかし稲沢市役所はあいまいな答えに終始して非を認めないばかりか、連絡を無視して今日まで改善措置をとっていません。勝幡《しょばた》城跡を訪ねて、この橋を渡るたびに、私は稲沢市役所の非道に呆れています。

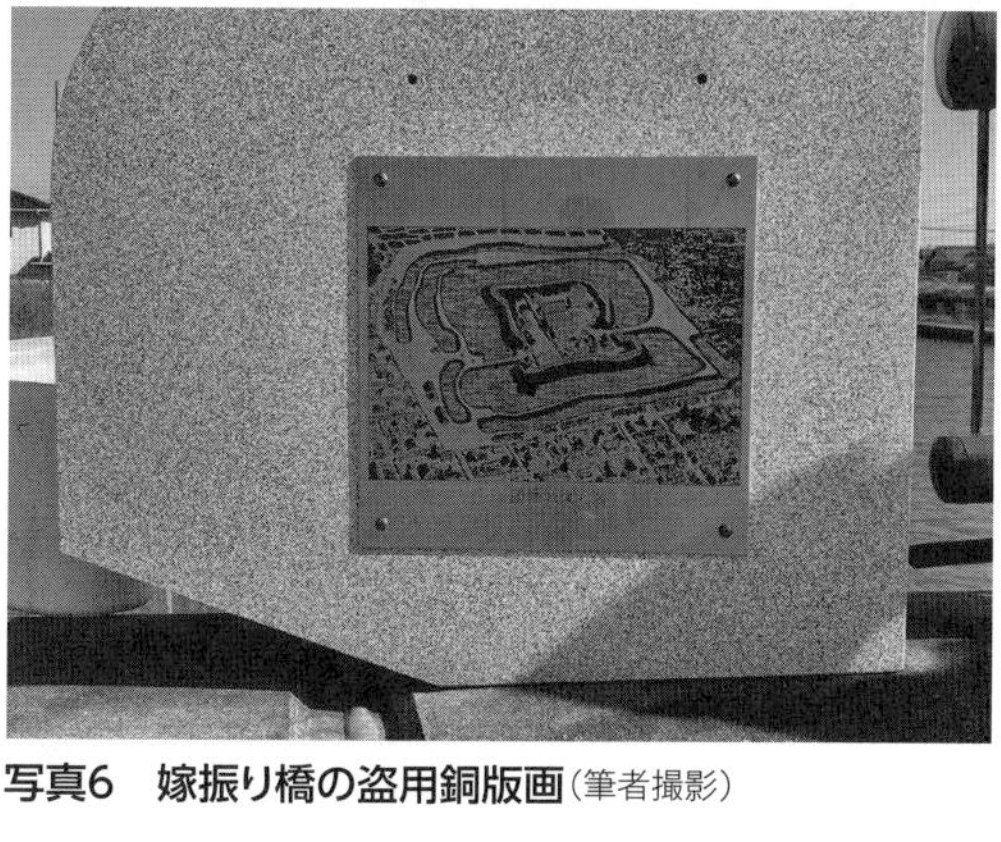

写真6　嫁振り橋の盗用銅版画（筆者撮影）

津島の天王祭

勝幡《しょばた》城跡から南西へ3・5㎞ほど進んだところに、港町として栄えた商業都市・津島があります。津島は津島神社の古くからの門前町でした。そして天王川を通じて伊勢湾につづく港町として大きな役割を果たしました。勝幡《しょばた》城と津島は、現在では河川の改修によって大きく変わった「古日光川」によって、河川で結ばれていました。そして古日光川に沿った堤防の道でも直接行き来できました。1526年（大永6）に津島を訪ねた連歌師の宗長は、堤が街道になっていて、天王川に津島神社と町とを結んだ長い橋が架かったのを見たと記しています（『宗長手記』[※3]）。本書ですでに見てきたように、1533年（天文2）に山科言継《ときつぐ》一行が京都から近江国、伊勢国を経由して勝幡《しょばた》を訪ねたときは、桑名から船に乗って一気に津島に到着し、津島からは馬に乗って勝幡《しょばた》城に到着しました。言継《ときつぐ》一行が織田信秀に迎えられて通った道も「旧日光川」に沿った堤防の道だったのでしょう。

津島神社は、現在は7月に行う天王祭が有名です。夕方から提灯の点灯をはじめ、夜になって5艘の光り輝く藁巻船が天王川にこぎ出す宵祭のみやびさ、美しさはすばらしく、夢の世界のようです。私も津島市観光協会のご高配によって、すてきな桟敷から祭礼を拝見したことがあります。そして宵祭りが終わると、夜を徹して船の提灯を取り外し、能装束をまとった人形を戴いた「車楽船《だんじりぶね》」に改めて、再び天王川に船が勢揃いする朝祭を翌朝に行います。華麗豪華な車楽船《だんじりぶね》は、津島商人の経済力と先進的な技術力の象徴といってよいでしょう。

信長と津島

1558年（永禄元）の天王祭を、信長は天王川の橋の上から、「女房達」は桟敷から見物したと伝えられます。信長にとって津島の天王祭は、子供の頃から親しんだ懐かしいお祭りだったのです。山科言継《ときつぐ》たちの勝幡《しょばた》城訪問に際してのおもてなしで注目したように、「津島之衆」の少年

※3　島津忠夫校注『宗長手記』岩波文庫。一九七五

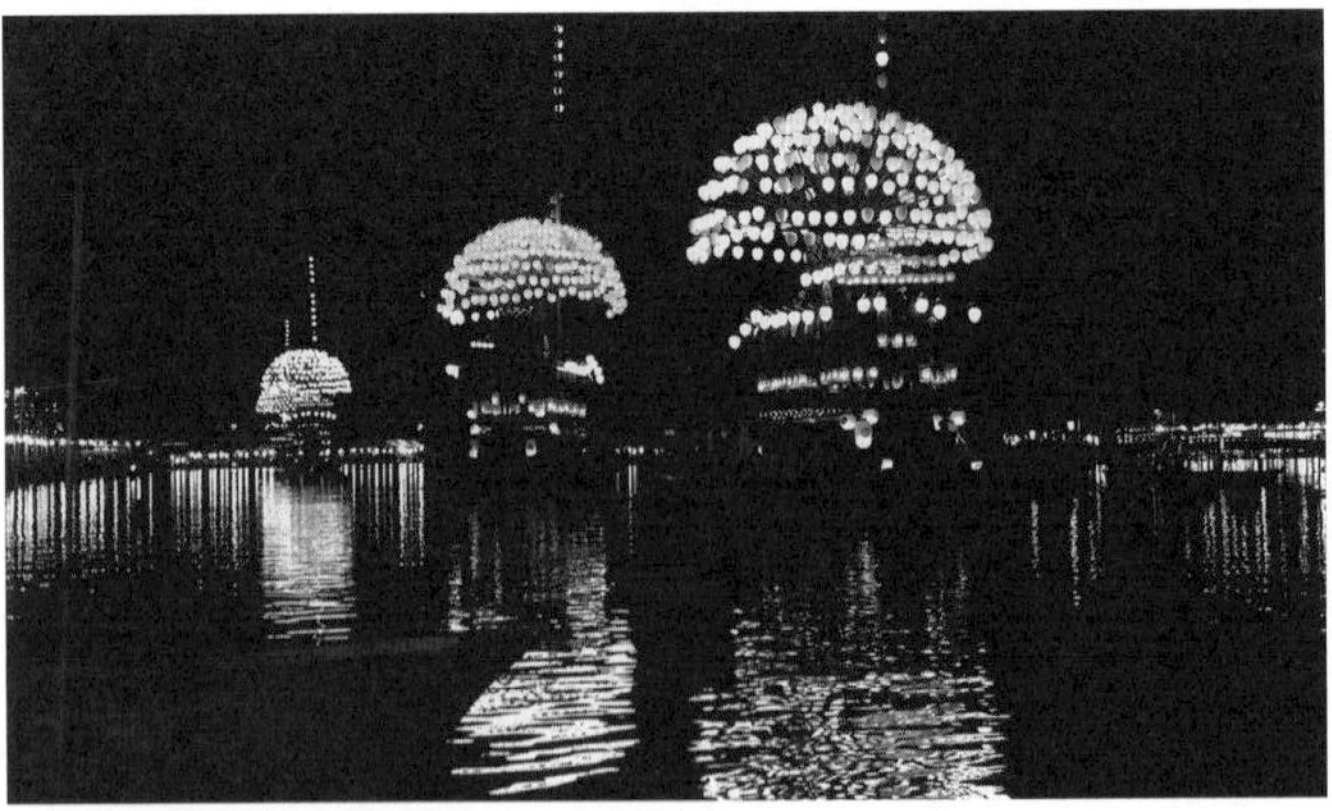

写真7　津島天王祭、宵祭り（筆者撮影）

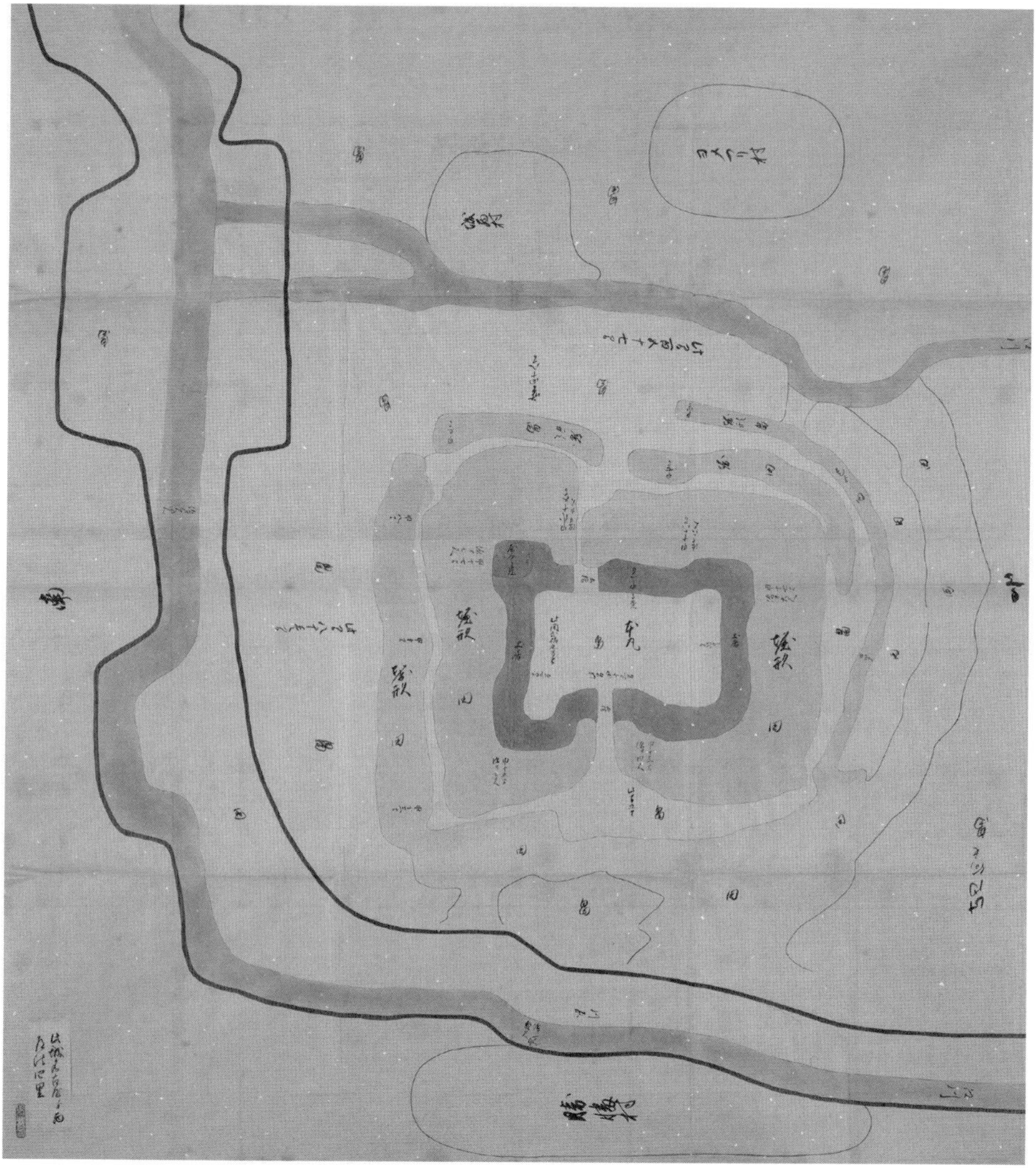

図1　中島郡勝幡村古城絵図（名古屋市蓬左文庫蔵）

が勝幡《しょばた》城下の平手中務政秀の屋敷で笛を演奏したように、津島の人びとと織田弾正忠家、そして信長との絆は深く結ばれていました。

そして1582年（天正10）に本能寺の変が起きて信長が死ぬと、津島の人びとは信長を悼んで、飾りのない船で、この年の天王祭を執り行いました。津島の人びとが信長をどう思っていたかがわかります。勝幡《しょばた》城を訪ねたら、若き日の信長が親しんだ津島に、ぜひ足を延ばしてみてください。

戦国期尾張の城館

戦国期の勝幡《しょばた》城の姿は、これまで見てきた『言継卿記《ときつぐきょうき》』や、名古屋市蓬左文庫に伝わる江戸時代の初期に尾張藩がつくらせた「中島郡勝幡《しょばた》村古城絵図」から検討することができます。さらに、明治になって地租改正の付属地図として作製した「地籍図」を歴史資料として分析し、第二次世界大戦の終戦後にアメリカ軍が撮影した航空写真を判読することで、当時の姿を明らかにできます。

これらを分野横断的な方法である学融合の視点から捉えると、勝幡《しょばた》城は尾張国の中でも屈指の規模をもった城で、当時としては防備も厳重であったとわかります。「中島郡勝幡《しょばた》村古城絵図」が描いた、城壁の隅部が外に張り出して、城に迫る敵に対して側面からも防射した「横矢」の機能を備えた櫓台《やぐら》は、信秀の時代のあとに改修を受けた可能性はあります。しかし、すでにそうした工夫があったと考えてもおかしくありません。

ただし、明らかになった勝幡城《しょばたじょう》の姿は、普通にイメージする「城」とは大きく異なりました。文字史料は「勝幡城《しょばたじょう》」のように城と記しましたが、その実態は、館を基本に防御力を増強した館城だったのです。そして、ここで詳しく見てきた勝幡城《しょばたじょう》だけでなく、信長の青春時代までの尾張国の城は、いずれも館か館城だったのです。清須城や愛知県岩倉市にあった、尾張国上四郡の中心的な城であった岩倉城も例外ではありませんでした。

こうした尾張国の城のかたちを信長は、1563年（永禄6）から築きはじめた愛知県小牧市の小牧山城で大きく変えていきました。尾張国をはじめとして愛知県と東海地方は、近世城郭の到達点として徳川家康の命によって生み出された名古屋城まで、戦国時代にどのように城が変化して江戸時代の、私たちが「城」とイメージする城郭が成立したのかを考えるのに、最高の地域なのです。

引用参考文献
高橋隆三ほか校訂　一九六五―一九九八『言継卿記』国書刊行会
千田嘉博編著　二〇一二『天下人の城』風媒社
千田嘉博　二〇一三『信長の城』岩波新書

近世城下町の源流 ―小牧山城

なごや学研究センター　センター長／高等教育院　教授　千田嘉博

小牧城か小牧山城か？

1563年（永禄6）に織田信長は清須城から小牧山城へと居城を移しました。信長による小牧山城移転は、古くは美濃国攻めのためと考えられました。しかし千田が進めた地籍図を用いた小牧城下町歴史地理学的研究を転機に、小牧市教育委員会による城と城下の考古学調査によって、小牧山城と城下は、当時最先端の城と城下だったと評価が改まりました（千田一九八九・二〇一三）。

なお城の名称ですが、現在は「小牧山城」と呼ぶことが多くなっています。しかし史料上は「小牧城」と呼んでもおかしくありません。つまり「小牧城」と呼んでも、決して間違いではないのです。それではなぜ「小牧山城」と小牧市が呼ぶようにしたかというと、山頂の本丸にある小牧山歴史館を「小牧城」と通称した時期が、かつてありました。そのため「小牧城」というと、山頂の施設のことを指しているのか、史跡としての城跡の方を指しているのか区別がつかない問題が生じました。そこで便宜的に城跡全体を「小牧山城」と呼び分けたというのが発端でした。

このように「小牧城」と「小牧山城」の二つの呼称は、どちらかが正しい、どちらかは間違っているということではありません。しかも二つの呼称の呼び分けは、歴史研究としての本質的な理由に基づいてできたものではありませんでした。しかし人間は不思議なもので、一度、小牧市役所が「小牧山城」と呼びはじめるとそれが絶対に正しく、「小牧城」と呼ぶのは誤りと、〝小牧城警察〟が現れたりしています。

学術的批判の大切さ

本書で勝幡《しょばた》城を検討したときに、史料批判が大切だとお話ししました。そして、ここで取り上げた通説に対する学術的批判も、的確に研究を進めてオリジナリティを備えた自分の研究を達成するのに、不可欠なものです。そして学術的批判は研究を進めるときにだけ求められるものではありません。私たちが自分の人生をよりよく生きるために、自分で考え、判断・評価するときにも、学術的批判は必要です。

たとえば髭を生やして偉そうにしている城郭考古学者がいっているから間違いないとか、名古屋市役所が発表したことだから絶対信じてよいとか、他者の見解や評価を、すべて無批判に受け入れていては、学問は進歩しませんし、人生を正しく進んでいけません。あるときの最先端の学術的認識は、その後の研究で学術的に批判されて乗り越えられ、学史の一部になります。自治体の職員は誠実に仕事をしていますが、ときに判断を誤ることがあります。行政も無謬《むびゅう》ではないのです。

研究に関していえば、先行研究を徹底的に熟読して学史を理解し、その上で現地や実物史料／資料を直接熟覧して認知を深めます。そして従来の説に対する的確な学術的批判を行って、自分自身の新しい仮説を立てます。その仮設を証明する適切な調査や実験、考察を重ねて、研究分野に関しての人類の認識を一歩前進させられるのです。誰かのいったことをみんな鵜呑《うの》みにしたのでは、自分の研究を生み出すことはできません。

これから城郭研究・城郭考古学を志す人へ

本書では、小牧山城の呼称を用います。本来「小牧城」「小牧山城」をどう呼ぶべきかは、小牧市役所の都合ではなく、もっと学術的に検討して結論すべきことでした。しかし一方で、一旦、学術的名称が定まったら、みだりに対象の呼称を変えてはなりません。たとえば、ある研究者がトンボと呼称している昆虫を、別の研究者がカマキリと呼んだら、議論はかみ合いません。学術的に定義され学界で承認された呼称を尊重して、研究を進める必要があるのです。

残念ながら現在の城郭研究は、そうした学術研究の基本ルールをほとんど守っていません。同じ城の遺構に対して、それを調査した人が、それぞれ勝手に名称をつけてしまっていたりします。この状況では学問とはいえません。城郭研究が1970年代以降、広く民間学として行われてきたため、厳格な学問の基本ルールを意識してこなかったのです。

城郭研究は民間学からはじまったのだから、学術用語の基本ルールに従わずに、トンボでもカエルでも好きなように名づけてよいと考えるのは適切ではありません。これから城郭の研究を志す人、城郭考古学者を目指す人は大学でしっかり学んで、トンボをカエルと呼ぶことがないように、研究分野の正常化を実現していってください。

小牧山城の石垣

さて、改めて小牧山城の最新の成果を概観してみましょう。信長の小牧山城は、中腹以上の曲輪《くるわ》に石垣をめぐらしたと発掘で明らかになっています。石垣は小牧山内で採集したチャートを用いた野面積みで、高さは最大で4m程度と復元できます。一度に10mを越えるような石垣を築いたのではなく、3~4mほどの石垣を段々にすこしずつセットバックしながら築き重ねた「段石垣」になっていました。まだ後の名古屋城や犬山城のように高い石垣を一気に積むことはできなかったのです。石垣

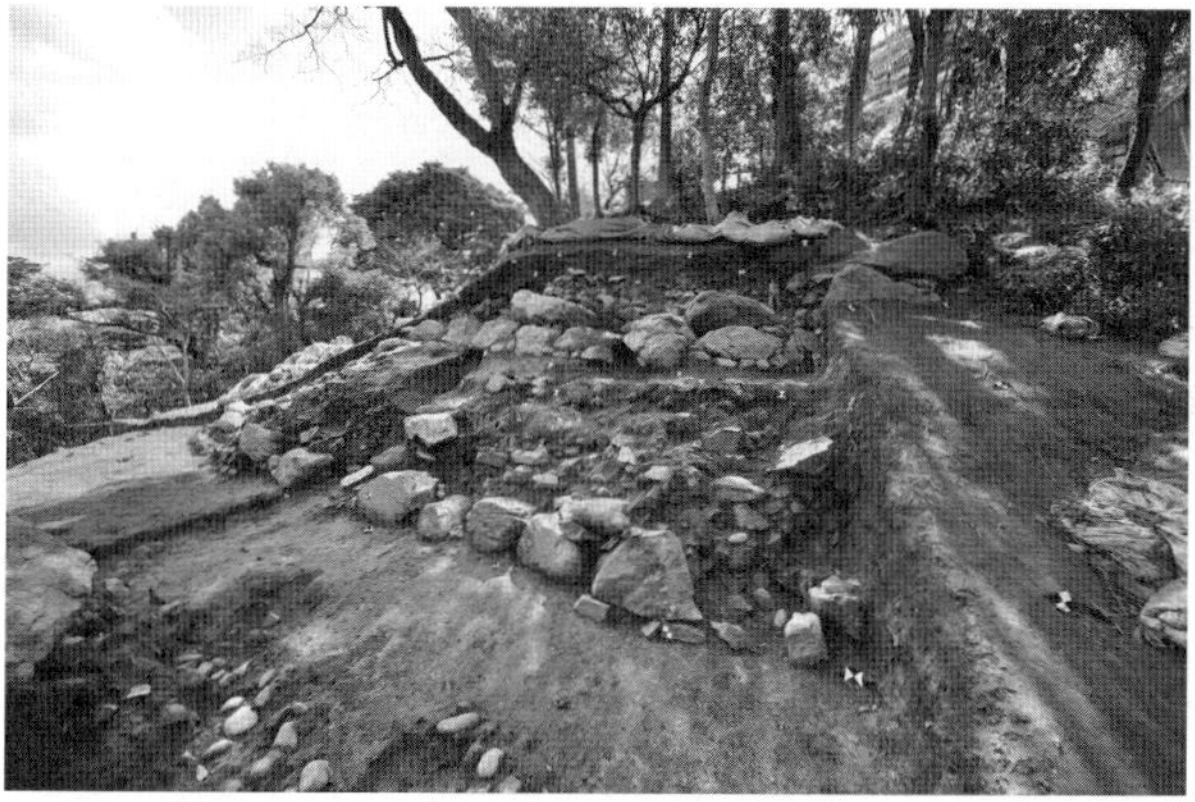

写真1　発掘された小牧山城の石垣（筆者撮影）

の残像状況があまりよくないので、角部の積み方は完全には明らかではありませんが、石垣角部周囲に残る石積みから、同じような横幅の石を重ねて積んだ「重ね積み」だったと見て、間違いないと思います。

本丸の特別な櫓《やぐら》

注目されるのは本丸の石垣です。本丸は三段から四段の段石垣で四周を囲み、本丸西側には張り出した櫓《やぐら》台を備えています。この櫓《やぐら》台があった部分の石垣は、本丸でも意識して大きな石材を用いていて、信長が重視したとわかります。そして櫓《やぐら》があったのは、現在「御野立聖蹟」の大きな石碑が立っている場所です。

この石碑は、1927年（昭和2）に小牧山周辺で昭和天皇の統監のもとで行った陸軍特別大演習を記念して立てたものです。この石碑の周囲には、本来、信長の小牧山城の石垣として用いた石材を集めて重ねていて、石碑造立の際に、当時、残っていた石垣を改変してしまったのがわかります。この大きな石碑が伝えているように、昭和天皇が陸軍特別大演習をこの地域で統監したというのは、当時の人びとにとって重大なことでした。

しかし「国史跡小牧山」の本質的価値が小牧山城にあ

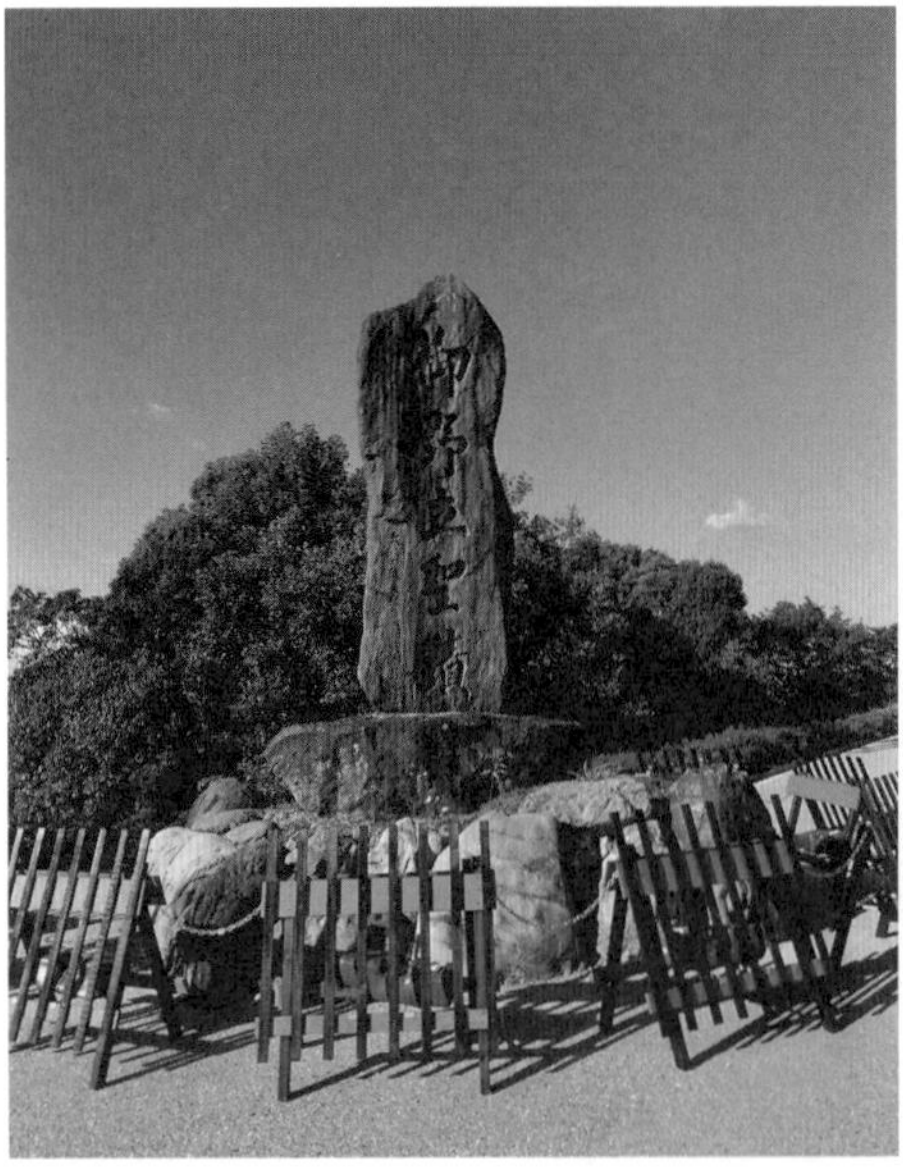

写真2　本丸櫓台の現状（筆者撮影）

ることを考えると、この石碑は、信長時代の本丸の特別な櫓《やぐら》跡や基礎の石垣の調査も整備もできなくしている問題があります。私は、この石碑を、昭和の歴史を顕彰するための、ふさわしい場所へ移設して、信長の小牧山城の史跡としての本質的価値を顕在化して活用することと両立すべきだと考えます。

それによって今後、本丸の櫓《やぐら》跡の学術的調査と、それにもとづく史跡整備が進むのを期待しています。私たちが天皇を日本国の象徴、日本国民統合の象徴と敬うことと、天皇に関わる石碑だから誰もさわってはいけないと決めてしまうのは違うのではないでしょうか。小牧市のみなさんが議論を進めてほしいと願っています。

本丸にあった張り出した櫓《やぐら》からは、美濃国の稲葉山城（後の岐阜城）がよく見えました。信長は櫓《やぐら》に登って、次に攻め落とそうとしていた稲葉山城を目に焼き付けていたに違いありません。本丸にあった信長の御殿の痕跡を破壊して建つ小牧山歴史館の上から景色を眺めるのも悪くはありませんが、いつか私は、４００年前に信長が稲葉山城や、周囲に広がる濃尾平野を眺めた本丸の櫓《やぐら》台の場所に立って、歴史的な景色を眺望する体感をしたいと夢見ています。

段石垣を読む

小牧山城の本丸の段石垣の段は、単純な帯状の空地になっていたところもあったと思いますが、石垣に段があるのを利用して城道として

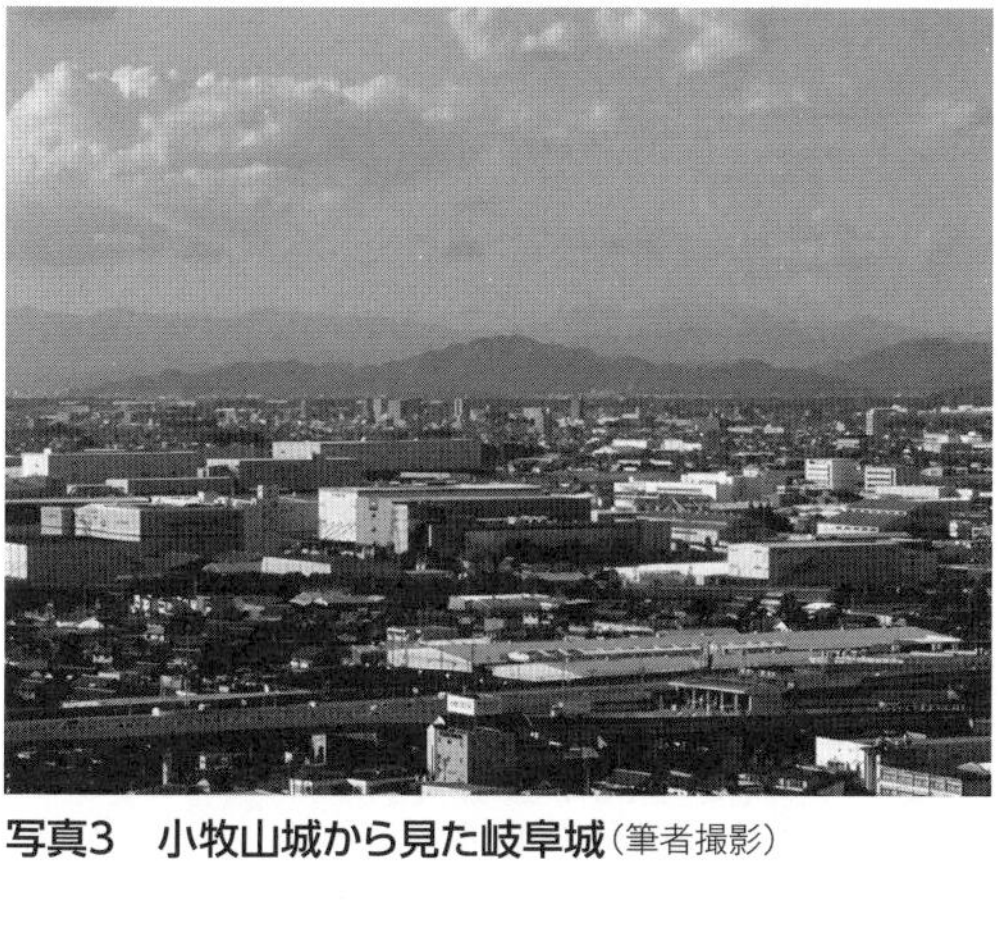

写真3　小牧山城から見た岐阜城（筆者撮影）

用いたり、本丸から張り出した建物を懸造りにした際に、建物の柱を支えた基礎にしたと考えられます。懸造りで最も有名なのは、京都の清水寺の本堂である「清水の舞台」です。現地を訪ねるとわかりますが、「清水の舞台」の下は急な崖になっていて、建物は平らなところに建てるものと考えていると、とても想像できない構造になっています。

信長が1576年（天正4）からつくりはじめた近江国（滋賀県）の安土城でも発掘調査で、城内のさまざまなところで石垣からはみ出した懸造りの建物が建っていたのが判明しています。福井県越前大野市の大野城、岐阜県高山市の高山城にも、驚くような懸造り建物が本丸にあったとわかっています。そして岐阜県中津川市の苗木城は、天守も櫓《やぐら》も御殿も、斜面の上に建てたり、石垣の段差を乗り越えて建てたりした懸造りの見本市のような城でした。城郭における懸造り建物の重要性はこれまで見落とされてきました。しかし懸造り建物の存在を念頭において、山城の建物を理解し直す必要があると考えています。小牧山城もそうした城のひとつだったでしょう。

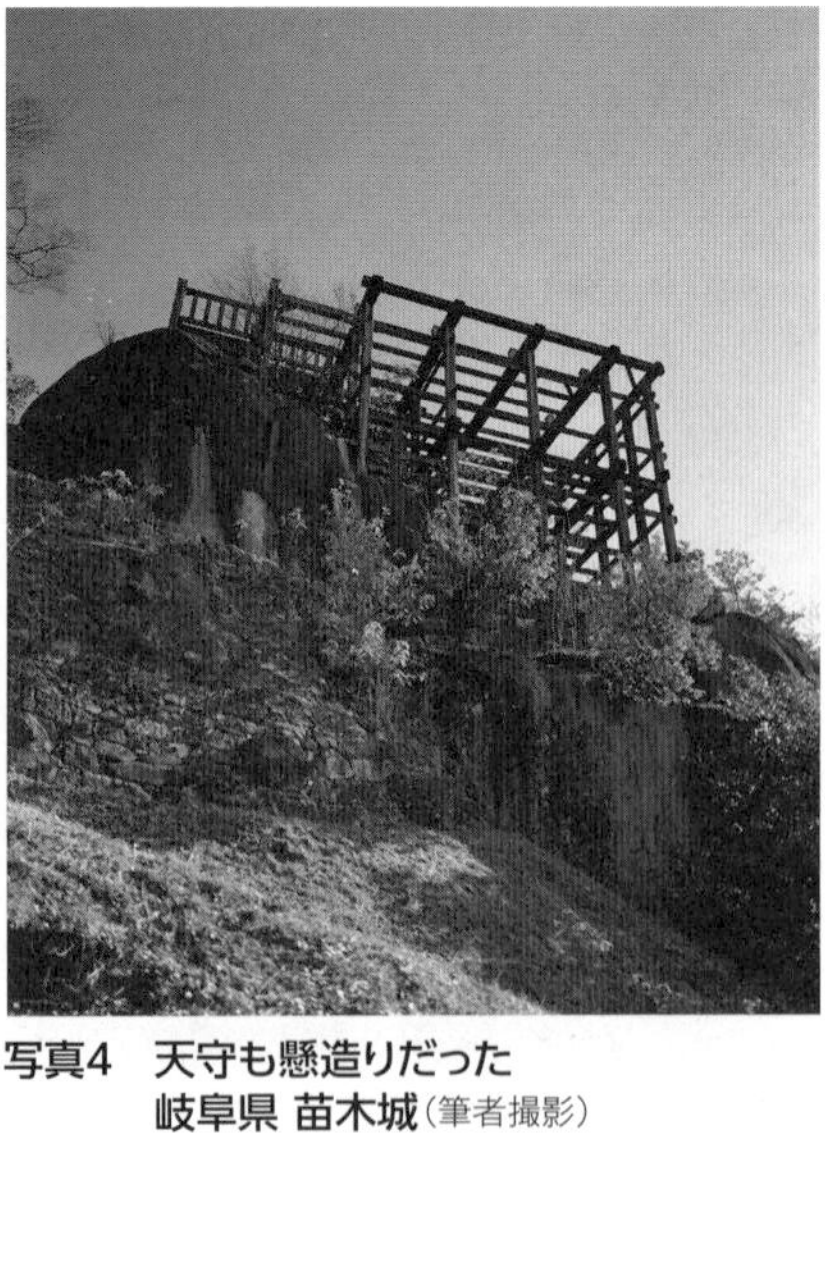
写真4　天守も懸造りだった
岐阜県 苗木城（筆者撮影）

本丸出入り口の謎

発掘調査の結果、小牧山城本丸の大手の出入り口は、犬山城天守への登閣口に見られるような石蔵のかたちになっていました。つまり、三方を石垣で囲んだ四角い窪地になっていたのです。しかし、このままでは山麓から本丸まで延びていた大手道を歩いてきても、本丸南側の大手の出入り口周囲の石垣を越えて本丸内に出入りできません。発掘調査で、出入り口の三方を囲った石垣の壁のどこにも、石の階段を設けた痕跡がなかったからです。

それではどうやって本丸のなかに人びとは出入りしたのか。その答えは簡単です。犬山城天守の登閣口がそうであるように、本丸南側の大手の出入り口の上に、本丸御殿が出入り口を覆い隠すように建っていて、今見えている本丸への出入り口が野外に露出していたのではなく、上部を建物（本丸御殿）が覆っていて、建物に接続する木製の階段で直接建物に入っていたと考えれば、発掘で見つけた石垣の穴蔵を無理なく解釈できるのです。

そう考えると、さらに謎が解けることがあります。本丸の大手の出入り口の西脇に、四角い花崗岩の巨石があります。わざわざ信長が、ここだけ花崗岩を切り出して据え付けた理由はわかりません。ところが先に示したように、本丸南側の石垣際まで本丸御殿が張り出していて、その建物の荷重を支え、出入り口（御殿の玄関）の開口部を成立させるために、まだ発展途上の石垣ではなく、ここには意図して花崗岩の巨石を置いたと考えれば、その謎も氷解します。

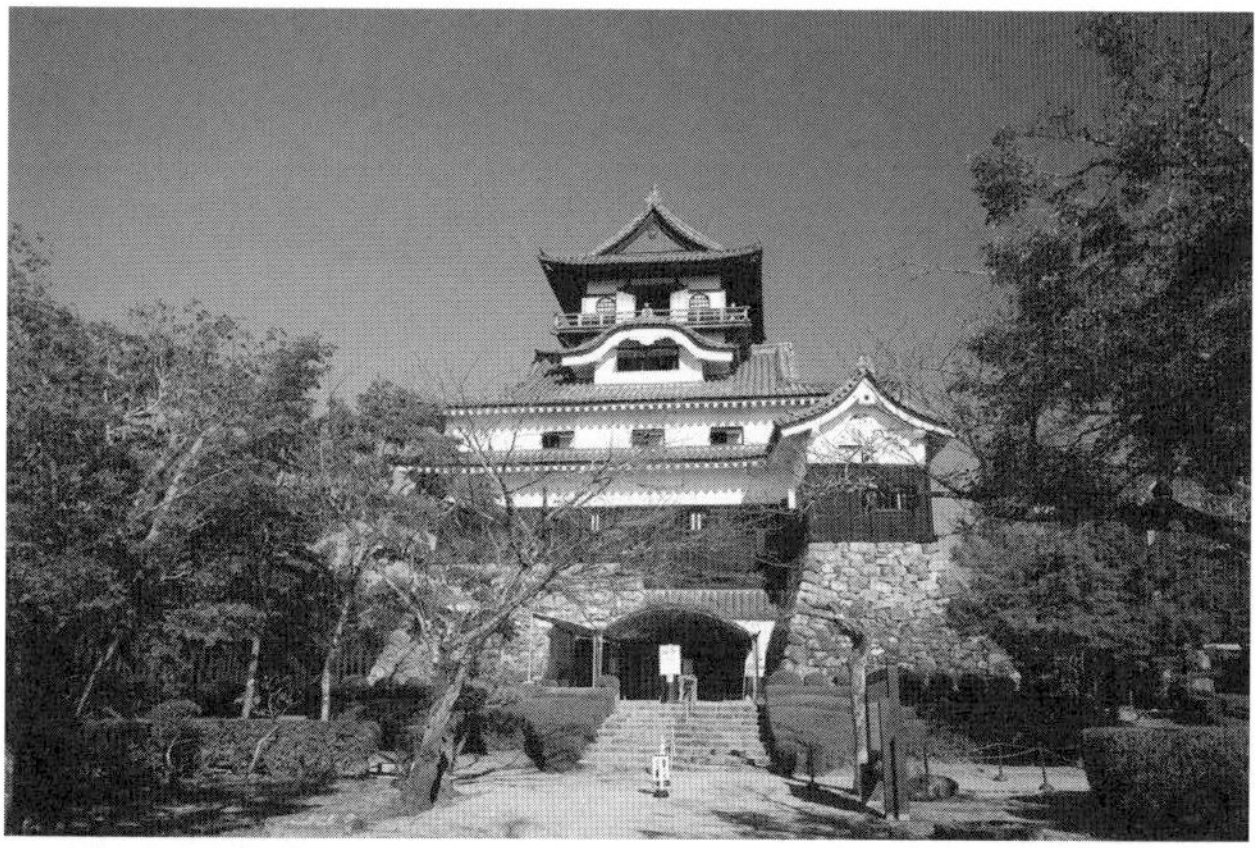

写真5　愛知県犬山城天守（筆者撮影）

本丸の搦手門《からめて》

一方で、本丸の搦手《からめて》口（裏口）は東側にあり、周囲の帯曲輪《くるわ》から本丸へと登っていく城道の途中に櫓《やぐら》門と考えられる門を設置していました。この櫓《やぐら》門の位置も、段石垣の段とうまくかみ合っていて、絶妙でした。さらに櫓《やぐら》門の後ろ側には本丸へ続く坂道を流れ下ってくる雨水を受けとめて、搦手《からめて》道の脇の石組み排水路に流す、城道を横断する石組み水路を設置していました。水の流れを的確に読み取った排水設計です。

そして道路を横断して設けた石組み排水路は、櫓《やぐら》門の屋根の軒先から落ちてきた雨も受けとめて集める位置、つまり櫓《やぐら》門の屋根の軒の出の真下に排水溝があったと考えられるので、私たちは正確に、失われた小牧山城本丸の搦手《からめて》にあった櫓《やぐら》門の屋根の軒の長さをつかめるのです。文字の記録もない、絵図もない小牧山城を、発掘調査の成果を読み解いて明らかにできるのは、城郭考古学の楽しさです。

ブレない人、信長

小牧山城の大手道は城の南側にあり、山麓から中腹までの200mは直線道、中腹から本丸までは屈曲した道にしていました。このような特徴的な大手道の構造は、1576年（天正4）から信長が築いた安土城の大手道の設計と共通しました。信長は、自分が理想とする城のかたちを一貫して追及したとわかります。城から見た信長は、ブレない人でした。

安土城では山麓から山腹は家臣屋敷などになっていて、個々の屋敷が必要以上の個別の防御性をもたないようにしていました。小牧山城の山腹の曲輪《くるわ》群に誰が住んだかは、それを示す史料がなくわかっていません。しかしブレない人であった信長の安土城から考えて、同じ理屈で構成していたと見てよいでしょう。

それに対して信長が家族と暮らした奥御殿があった本丸は、小牧山城では石垣を独占し、近づく者に対しては、屈曲した大手道で防御性高く守りました。中腹以下の曲輪《くるわ》とは、空間構成の厳格さがまったく異なっていたのです。文字通り、信長は特別でした。屈曲した大手道が本丸の南下へ達した部分では、岩盤を3m程削って天然の岩の壁をつくり、その上に岩を削って得た石を石垣として積みました。大手道を登ってきた者は、岩盤と石垣とを組み合わせた、見たこともない高さの石の壁と、その上にそびえた本丸を見たのです。信長は自らの権威を小牧山城の大手道のつくりや石垣で見せつけようとしたのです。

この天然の岩と人工の石垣でつくり出した石の城壁と城

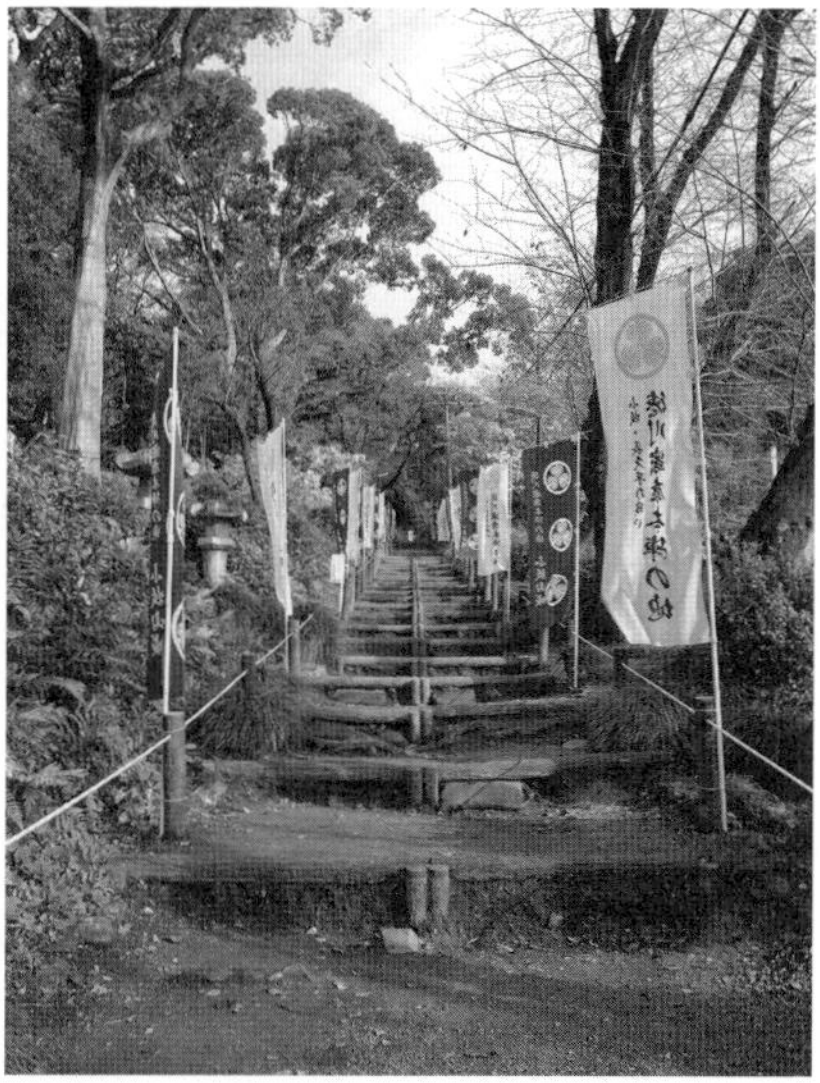
写真6　小牧山城の大手道（筆者撮影）

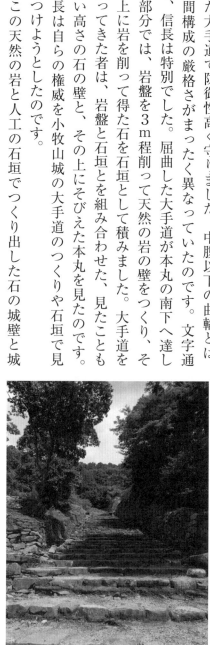

写真7　滋賀県 安土城の大手道（筆者撮影）

道を屈曲させた枡形は、小牧山城の史跡整備で見事によみがえりました。ぜひ実際に小牧山城を訪ねて、信長が人びとに見せたかった圧倒的な城の景色を体感してみてください。きっと本書を読むのを越える、すばらしい歴史体験が待っています。ただしこの本丸南側の大手道の屈曲部分は、階段をいくつも上り下りしなければ、行くことができません。山城のアクセシビリティ（誰もが等しく歴史に触れて体験できるようにすること）を確保するのは、現状の技術では難しいことが多いといわなくてはなりません。しかし近未来に、山城の本質的価値を誰もが体験でき、そして歴史的景観の阻害要因にはならないバリアフリー化の方法を、私たちの時代が英知を集めて見つけ出すのを心待ちにしています。

小牧山城山麓の武家屋敷

小牧山の山麓には、堀と土塁で区画した武家屋敷が建ち並んでいたのを、発掘で確認しています。昔、小牧中学校があった一帯です。この小牧山をとりまいてあった武家屋敷群は、特に城に接した立地であり、愛媛県松山市の湯《ゆ》築《づき》城などとの比較から、信長に近侍した馬廻り衆の屋敷と、千田は考えています。そうした山麓の武家屋敷のなかでも、小牧山の山麓南東にあった武家屋敷は、唯一小牧山城の山頂にあった本丸に向けても堀と土塁を備えて、独立して守れる構

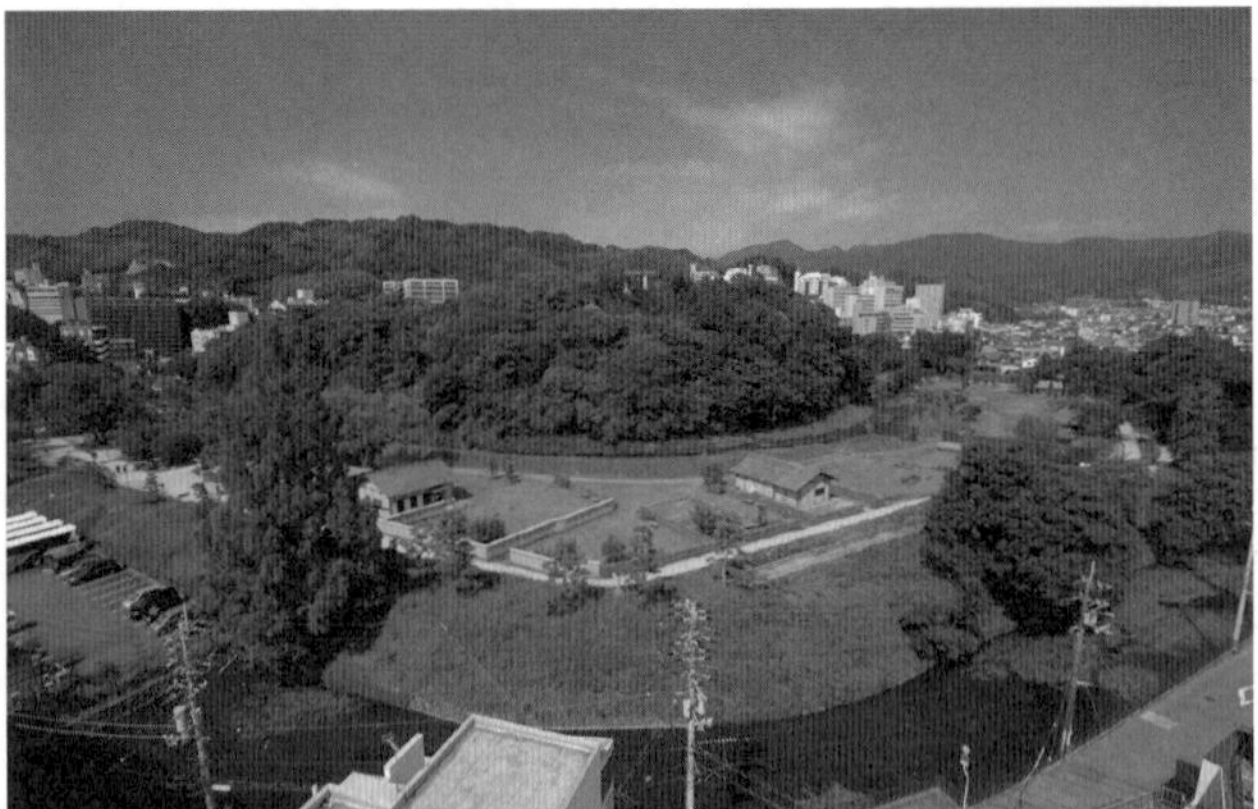

写真8　愛媛県 湯築城（筆者撮影）

えを備えました。これ以外の武家屋敷が小牧山城の本丸に向けては、堀などの防御施設をもたなかったのと、その構造は対照的です。山麓で独立した囲郭を唯一備えた小牧山の山麓南東山にあった館は、信長の山麓館であったと分析してよいでしょう。館の規模が一辺100mとずば抜けて大きかったことも、信長の山麓館にふさわしいといえます。

戦国期拠点城郭としての小牧山城

実は、小牧山城ができる30年ほど前から、畿内をはじめとして先進的な各地の戦国大名は、平地の館ではなく山城を居城にしていました。従来の中世の山城が軍事機能に特化し、平時の生活と政治の機能は平地の館が担うという、館と山城を組み合わせて運用する城の使い方は、室町時代にさかのぼりました。

しかし六角氏の観音寺城（滋賀県）、毛利氏の吉田郡山城（広島県）、畠山氏の七尾城（石川県）、信長の小牧山城と、その次に築いた岐阜城など、当該期の戦国大名の拠点の多くは、山頂の本丸に城主が家族と暮らす奥御殿をもち、山麓に公式対面を行う主殿を中心にした表御殿を備えたつくりになっていました。こうして山城が軍事機能だけでなく、大名や家臣の居住機能、政治機能をも併せもつ、戦国時代に現れた新たな大名の拠点の城を、戦国期拠点城郭と呼びます（千田二〇一三）。

山麓の信長館にあった松と花が咲く庭

小牧山城も信長の御殿が山の上と下に分離していたと考えてよいでしょう。それに関わって注目すべき史料があります。1567年（永禄10）3月から4月にかけて、小牧城下町を訪れた著名な連歌師・里村紹巴《さとむらじょうは》は、小牧滞在中の4月に「大寺」の新作の庭において御所望の連歌会に参加しました。しかし「大寺」は「大守」の写し誤りと指摘されています（内藤二〇〇二）。つまり、大きなお寺の新しい庭で歌を詠んだのではなく、大守＝信長の新作の庭で連歌会を行ったと、解釈が大きく改まったのです。

それを踏まえた上で、紹巴《じょうは》の詠んだ発句「しけれ猶　松にあひおひの花の庭」を味わうと、信長の山麓館の姿がよみがえってきます。小牧山城の山麓の信長館には、おもてなしの空間である会所の建物に接して、雨に濡れても相変わらず、松と一緒に末永く（相老の）花の咲く庭があったのです。この庭園を備えた山麓の信長館は、第二次世界大戦後にすでに史跡であった小牧山城内に建設した小牧中学校の造成で、建物と庭の痕跡を失っていました。そのため現在の史跡整備では発掘で確認した堀と土塁を表示しています。

本来、小牧山城の南東山麓の信長館をとりまいた堀はもっと深く、土塁はもっと高かったのですが、小牧市中心部にある公園としての利活用と安全確保のために、堀はとても浅く、土塁はとても低く表示しています。現地を訪ねたら心のなかで、本来の堀と土塁を想像してください。そして館の中には松が繁り、花が咲く美しい庭も忘れずにイメージしてください。

小牧城下町

小牧山城の山の南には、城と一緒に信長が建設をした城下の町が広がっていました。明治期の地籍図の分析から、城に接した城下の北側と城下の東側に主に武家屋敷があり、西側から南側に商人や職人が集まった町家地区があったと復元できます。そして小牧城下町は、城に向かう南北方向の街路をメインストリートにした「タテ町型」の城下町プランをもち、その規模は南北約８００ｍにもおよびました（千田一九八九）。

一方、城下町の西側から南側には、地籍図から計画的に建設した直線的な街路が、南北に長辺をもつ長方形街区を構成したこと、長方形の街区網に囲まれた空間は、街路に面した間口が狭く、敷地の奥行きが長い、短冊形地割りの屋敷地が並んだと復元できます。こうした街区と屋敷の敷地の組み合わせは、日本だけでなく世界で、店舗が建ち並ぶ都市の商業空間であったことを示唆します。実際に小牧城下町でも、長方形街区と短冊型地割りが卓越した場所に、「紺屋町」「鍛冶屋町」といった商人や職人が暮らしたのを物語る小字名が残っていました。

近世城下町の源流 ―小牧城下町

千田が1989年に論文で小牧城下町の存在を指摘し、城下町プランを明らかにしたときは、小牧市も愛知県も、小牧山城の南側に信長時代の大規模な城下町遺跡があると考えていませんでした。そのため、道路をつくっても、家やビルを建てても発掘は行わず、未調査で破壊し続けてしまいました。

千田が論文で小牧城下町の存在を指摘した後も、行政としての意識はなかなか改まりませんでした。しかし論文を発表してから18年後の2007年に、小牧市教育委員会がようやく小牧城下町の町家地区の発掘調査を行って、先に述べた城下のかたちが発掘調査で確認され、証明されました。またそれに先立って城下の中武家屋敷地区である字「池田」からは、堀と土塁を巡らせた少なくとも五軒の武家屋敷が建ち並んでいたのを発掘調査で確認したのです。「池田」の地名は信長の家臣であった池田恒興《つねおき》に由来したと考えられます。18年の月日を経て、自分の研究の正しさが証明されるというのは、なかなかドラマチックですね。

町屋地区では、地籍図からの推定どおり、長方形街区に囲まれ、短冊形の地割りで区画された町屋が建ち並んだことが確認されました。字「鍛冶屋町」の発掘では、坩堝《るつぼ》や羽口《はぐち》などの鍛冶関連遺物が集中して出土しました。伝えられてきた地名は、正しく400年前の小牧城下町のようすを伝えていたのです。そして小牧城

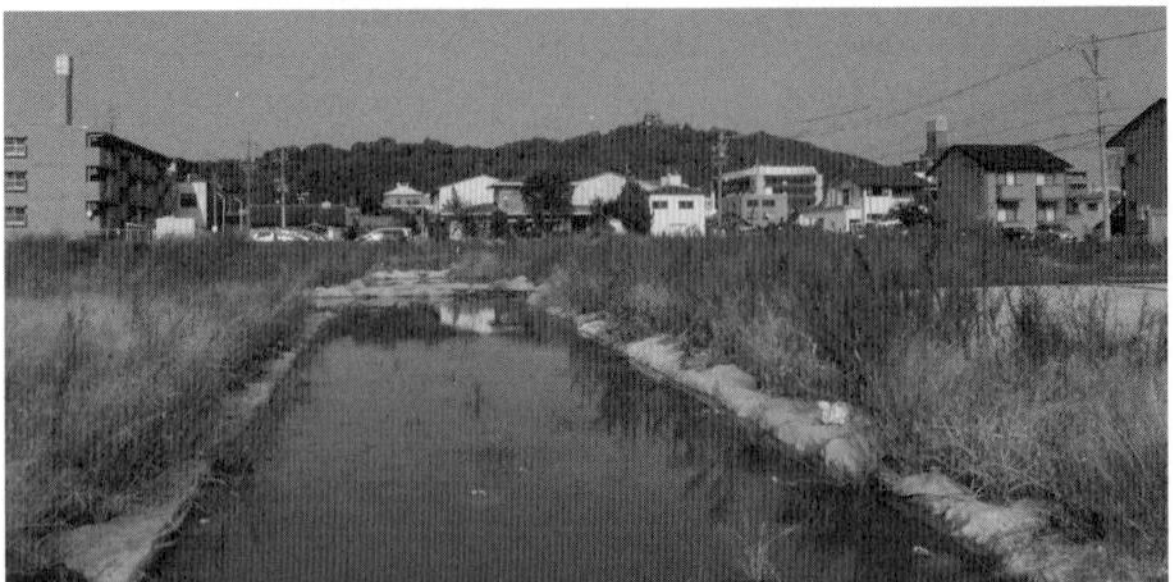

写真9　小牧城下町の町屋地区から眺めた小牧山城、発掘時のようす（筆者撮影）

下町では、同じ職種の人が集まって町を構成した「同職集住」を行っていたと判明したのです。画期的な小牧市教育委員会の発見です。

また南北方向に伸びた街路と街路の中間地点（短冊形地割りでできた屋敷境のお尻合わせになった部分）で検出された南北溝は、町屋敷地の奥の地尻に沿って計画的に敷設した背割り排水の溝だと明らかになりました（小牧市教育委員会二〇〇八）。[※1]

小牧城下町で信長が実現した、長方形街区による街路網とその内部の短冊形の宅地区画、背割り排水といった整った街区と敷地・排水の組み合わせは、近世城下町で広く用いられた都市プランでした（前川一九九一）。小牧城下町がきわめて先進的な都市プランを備えていたと評価できます。そして信長から豊臣秀吉、徳川家康と受け継がれた天下統一の広がりとともに、全国に広がった近世城下町プランの原形が小牧城下町に生まれたと、考えることができるのです。

仙台、江戸（東京）、名古屋、金沢、大坂、福岡など、21世紀の日本の主要都市の直接のもとになった近世城下町のかたちは、小牧山城の南にあった小牧城下町からはじまったのでした。小牧市は日本の近世城下町の源流であり、ふるさとなのです。

※1 小牧市教育委員会 二〇〇八『上御園遺跡三次発掘調査報告書』

引用参考文献

千田嘉博 一九八九「小牧城下町の復元的研究」『ヒストリア』第一二三号

内藤佐登子 二〇〇二『紹巴富士見道記の世界』続群書類従完成会

前川 要 一九九一『都市考古学の研究』柏書房

究極の城・名古屋城

なごや学研究センター　センター長／高等教育院　教授　千田　嘉博

日本を代表する名城

名古屋城は、全国の城と比較しても、最も大規模な城の復元を進めてきました。そして第二次世界大戦の空襲で焼失した本丸御殿は、見事によみがえりました。木造で復元した御殿は、間取りが正しいだけでなく、精緻な肉筆模写によって、襖《ふすま》絵や板戸絵も正しい位置に、しかも建築時の姿に戻して再現しています。徳川家康や二代将軍の徳川秀忠、三代将軍の徳川家光、そして尾張藩初代藩主の徳川義直たちが滞在して体感した世界を、21世紀の私たちが、そのまま感じられる唯一無二の城になったのです。

全国の城で、これほど格式の高い書院建築を、近世初頭の建設時の状態で感じられるのは、名古屋城だけです。日本各地から名古屋を訪ねる人たちにも、世界から名古屋を訪ねる人たちにも、名古屋城の本丸御殿が人気

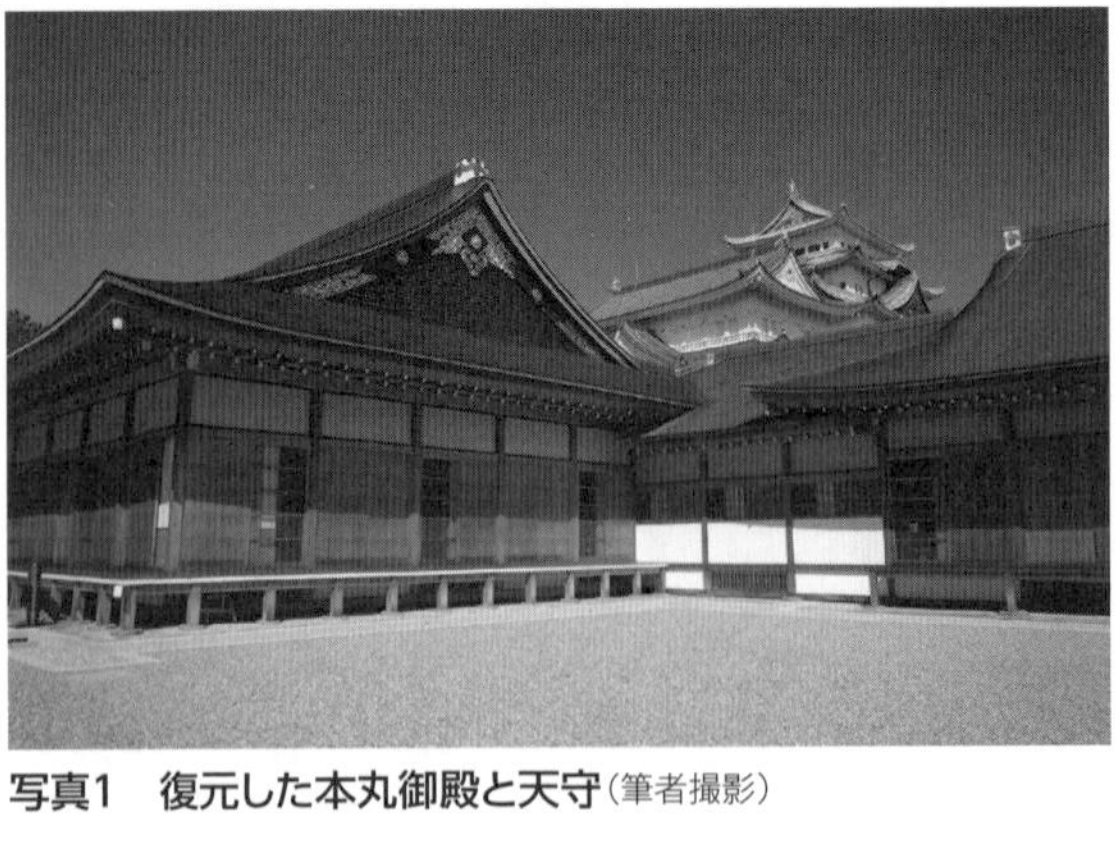

写真1　復元した本丸御殿と天守（筆者撮影）

なのは当然です。

現在、2016年の熊本地震の影響で公開していない熊本城の本丸御殿や北海道の五稜郭本丸の奉行所をはじめとして、日本各地の城で御殿や御殿相当建物の立体復元を行っています。しかし名古屋城のように失われた御殿の精密な建築図面と写真・遺構があり、部屋を飾った障壁画群がほぼそのまま残っている城は、ほかにはありません。

そのため、ほかの城の御殿では、どんな絵を描いていたかがわからない御殿の部屋の襖を、仕方なく白いままにするしかないのです。つまり名古屋城の本丸御殿の復元は、間取りだけでなく障壁画群や金具をはじめとした御殿空間のすべてを正確に復元できた点で特筆される復元なのです。名古屋市民は、名古屋に見どころがないといっていないで、名古屋には名古屋城があると、友人と世界の人に説明してほしいと思っています。

清須城から名古屋城へ

さて名古屋城は、1610年（慶長15）に徳川家康が大坂城に本拠を置く豊臣氏との戦いに備えて築城をはじめました。まず西国の諸大名が名古屋城の堀や石垣を築く土木工事を行い、併行して建物の建設の準備も開始しました。それら天守や御殿をはじめとした名古屋城の建築の実務を司ったのは、徳川家康に仕えた大工頭《だいくかしら》・中井正清でした。中井家はもともと奈良の法隆寺を本拠とした大工で、豊臣秀吉に仕えて数々の建設工事に従事してきました。

家康は、建築家として家康のビジョンを的確に理解して図面化して実現する正清を重用し、正清は最高の技術をもった奈良・京都の大工を組織したリーダー、建築コーディネーターとして活躍しました。静岡県の駿府城や京都府の二条城など、徳川幕府による城郭建築だけでなく、京都で幕府が進めた朝廷や寺院の建築プロジェクトを、正清はマルチタスクで推進していきました。さぞや忙しかったでしょう。

名古屋城下町ができるまで尾張国の政治的な中心は、清須市の清須城でした。

１６００年（慶長５）の関ヶ原の合戦後、尾張国・美濃国の新たな領主として、家康の四男の松平忠吉が任命され、忠吉は清須城主になりました。ところが忠吉は１６０７年（慶長12）に病没してしまい、家康の九男・徳川義直が改めて尾張国の領主として清須城主になりました。このとき義直は８才の幼児でした。

清須城は室町時代の守護所以来、尾張国随一の城でした。しかし歴代城主が増改築を重ねて、近世城郭にはなっていたものの、忠吉や義直の家臣は人数が多かったため、城のまわりのスペースに家臣屋敷が入りきらずに分散するしかない状況でした。また町屋も、本来計画していた都市域を越えて発展していて、城下を囲った都市囲郭・惣構えから町屋の家並みがあふれ出していました（千田一九八九）。

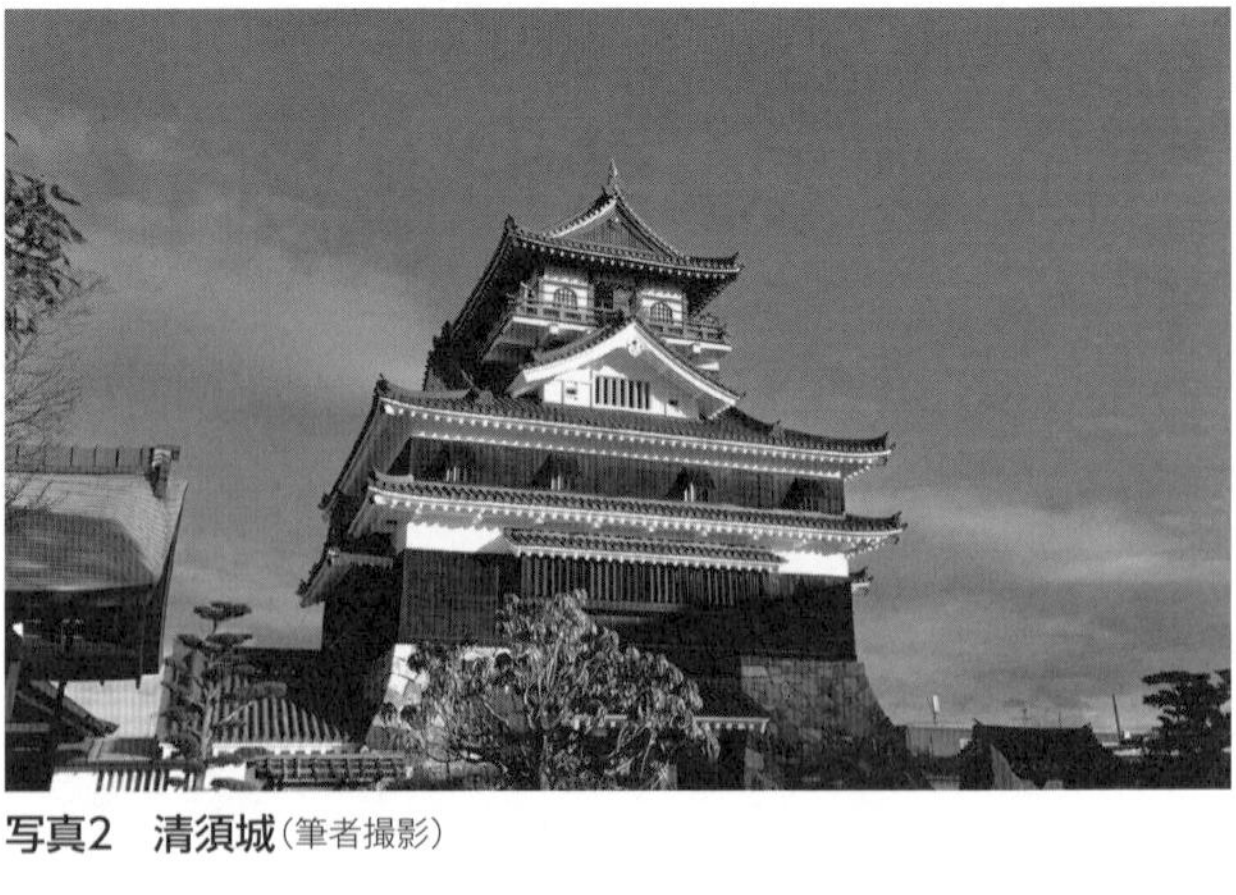

写真２　清須城（筆者撮影）

改めて、理想的な近世城下町をつくるには、根本的な工事が必要です。しかし、すでに家屋が密集していて、その実施はたいへん困難でした。そのため、新たに東海地方を治める城づくりの構想を、1608年（慶長13）から家康は進めました。

名古屋城の石垣普請

1609年（慶長14）正月、尾張国に入った徳川家康は、名古屋築城を正式に決定しました。翌2月、普請奉行に牧助右衛門ほか四名を、御大工に中井正清らを指名して、名古屋の城と城下の設計がはじまりました。同年12月には石垣築造、つまり普請＝土木工事を分担する助役大名が内定し、西国の諸大名たちも名古屋築城の準備をはじめています。このように天下人や幕府の命令で諸大名が城などの土木工事を行うことを「天下普請」といいます。

名古屋城のおおよそのかたちは慶長14年に作成した最初の設計図「なごや御城惣指図」でほぼ固まっていました。しかし、大・小天守の平面プランは、1614年（慶長19）まで目まぐるしく修正をくり返したのが残った史料からわかります。天守周辺をどう設計するかは、名古屋城のポイントで、家康が、城攻めや城の防衛に詳しい家臣や、技術者とともに悩みながら検討を重ね、たどり着いたのが、今私たちが眺める大・小天守のかたちなのです。

1610年（慶長15）正月から翌閏2月にかけて助役大名は続々と名古屋に入り、工事を開始しました。工事を分担した大名は西国を中心に20藩にもおよび、

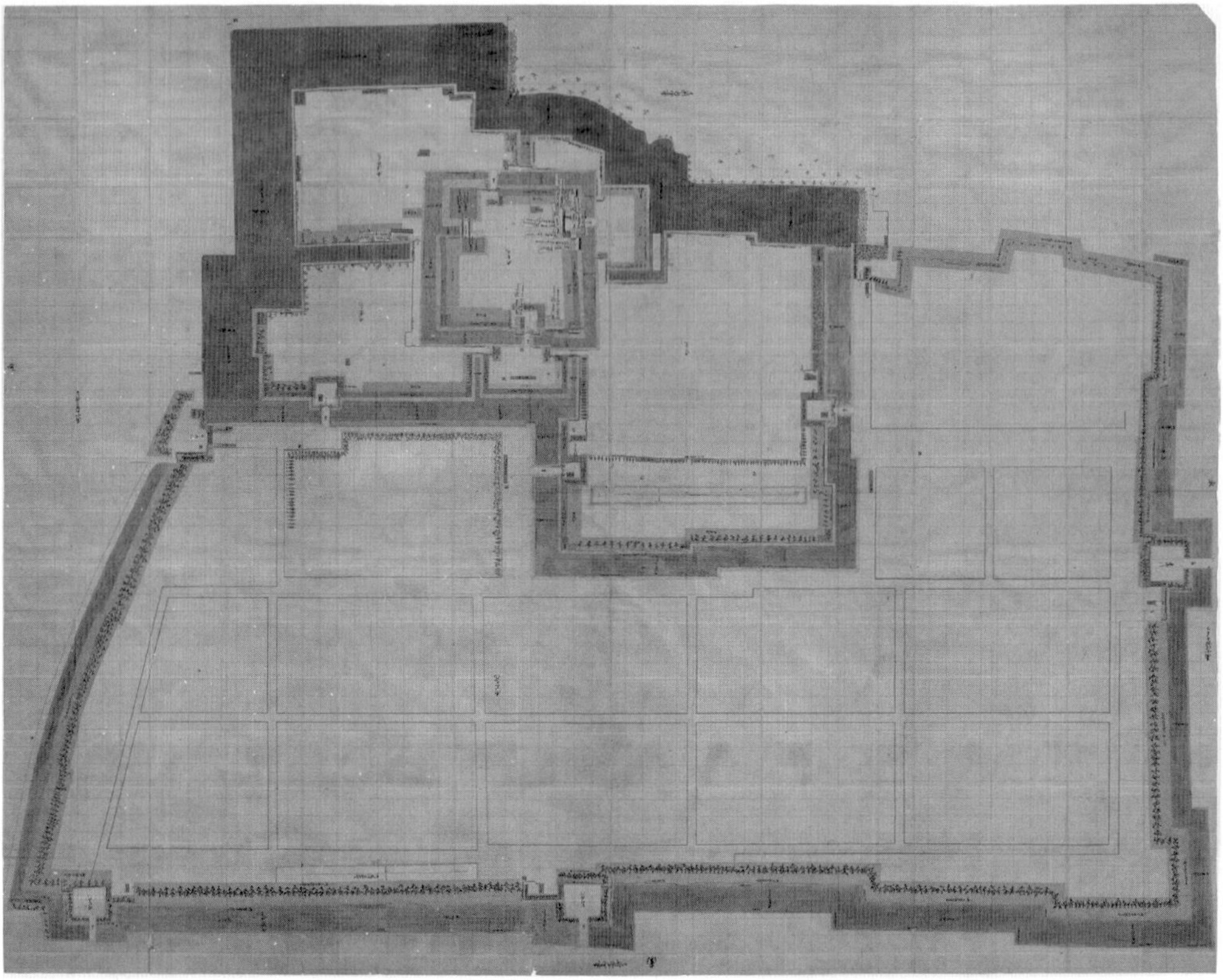

図1　元禄十年 御城絵図（名古屋市蓬左文庫蔵）

石垣築造の工区は大名ごとにまとめずに、入り組んでいました。このため諸大名は石材に目印である「刻印」を刻んで、石の所有を巡る争いが起きないように細心の注意を払いました。数多くの石垣刻印が名古屋城の石垣に見られるのは、このためです。

加藤清正の心意気

そうしたなかで加藤清正は、特に願い出て、大・小天守台を独力で築きました。石垣工事をめぐるほかの大名とのいさかいを避け、家康に篤い忠誠心を示したのです。そしてきっと清正の心には、故郷名古屋の築城に対する熱い想いを寄せていたから、大・小天守の石垣工事の担当を申し出たのだと信じます。

清正の名古屋を想う気持ちは、21世紀の私たちの時代も受け継いでいます。名古屋城内には那古野城の城主を務めた信長像はなく、近世名古屋城を築かせた家康像もなく、歴代尾張藩主像もないなかで、清正像だけは、二之丸と三之丸（名古屋能楽堂前）の二カ所に設置しています。たいへん珍しいと思いますが、築城時に石垣工事を分担した人が、城主たちを差し置いて複数の銅像になっているのは、全国でも名古屋城だけです。

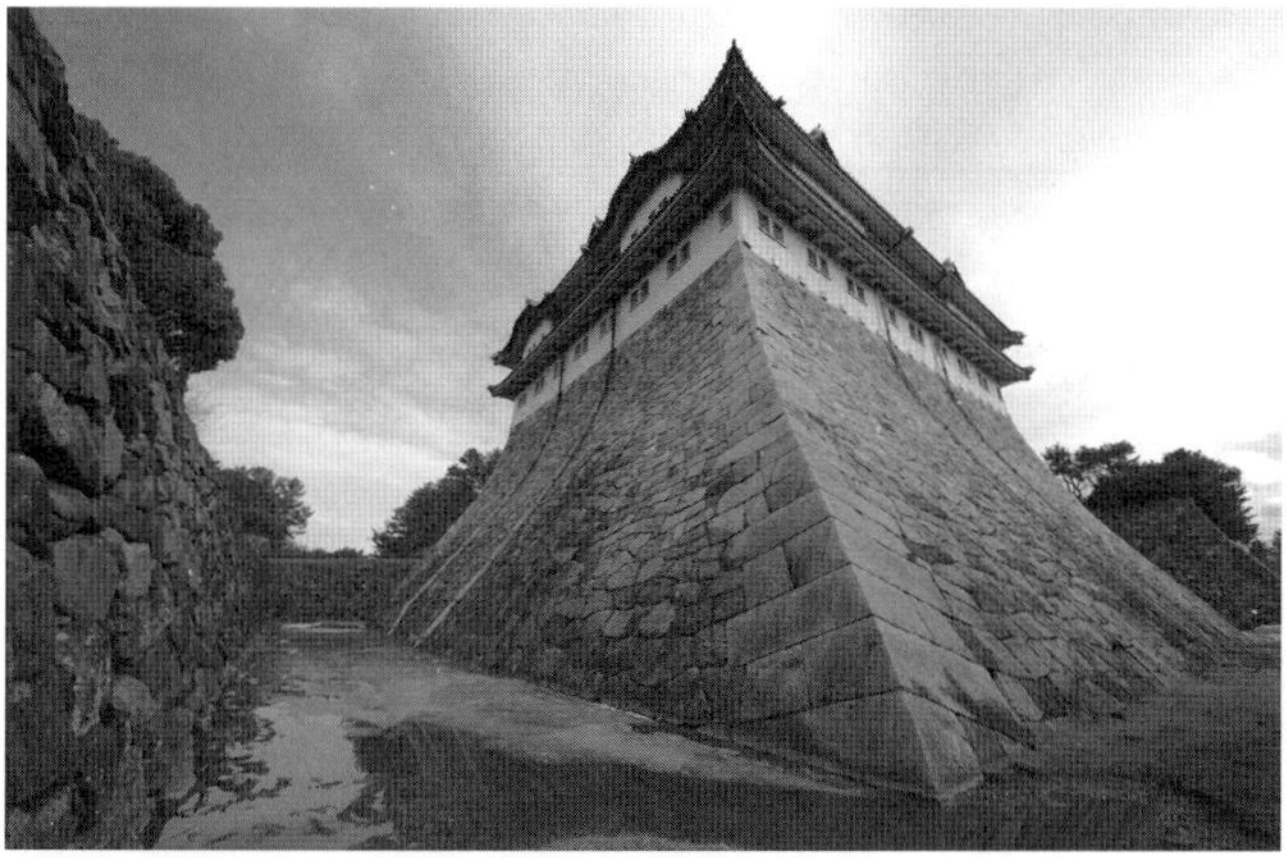

写真3　名古屋城大天守台石垣（筆者撮影）

家康の真面目さ

西国の諸大名による堀と石垣の工事は1610年（慶長15）12月末頃までに完成しました。翌1611年（慶長16）からは徳川幕府が直営で行った建築工事に進みました。建築工事のことを作事《さくじ》と呼びます。名古屋城ではまず、櫓《やぐら》や多聞などの軍事的な建物を急ピッチで建設しました。まさに臨戦態勢を思わせる建設順序です。徳川と豊臣との決戦やむなしという緊迫した情勢の中、名古屋城の建築工事は、完成が急がれたのです。

少しでも建築の完成を早めるため、不要になった清須城天守は同年6月に解体し、用材を名古屋城に運んで再利用しました。御深井丸《おふけまる》三階櫓《やぐら》は、古くから清須城の天守の木材を用いて建てたという伝承をもちます。そして伝えられる清須城天守以外にも、部材を再利用した建物はあったのだと思います。

その一方で、建築に必要な釘やかすがいなどの部材は、ていねいに入札をして調達したことが、中井正知氏・正純氏蔵「大工頭中井家関係資料」からわかります。天下の実権を握り、日本一のお金持ちになっていた家康でしたが、決してどんぶり勘定で名古屋城の建築を建てたのではありません。きっちり競争入札を行って適正価格で金物を調達して建設したのです。信長、秀吉と比較して、家康の真面目さ、堅物さが際立ちます。

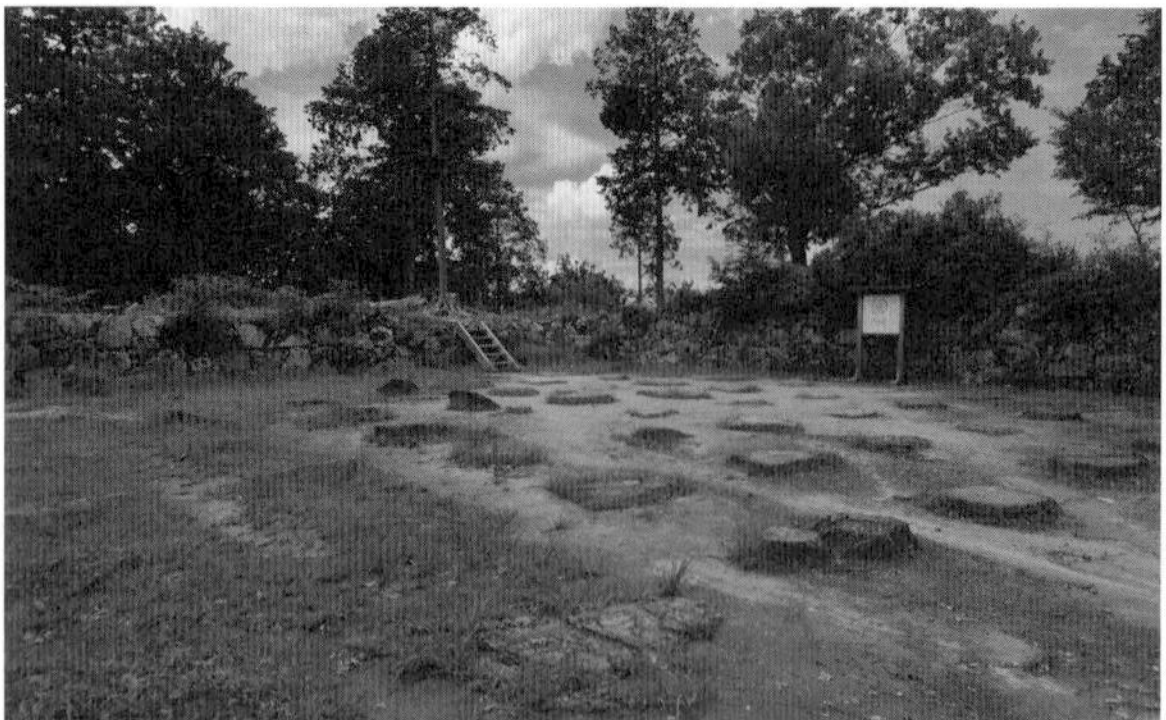

写真4　滋賀県 安土城天主跡（筆者撮影）

天守をつくる

さて1612年（慶長17）の早々から本格化した名古屋城の建築工事ですが、家康は天守の建設に際して「内すまい」つまり天守内部の御殿は不要であると指示しました。織田信長の安土城天主は、石垣より上の天主内部が御殿として使えるようにしていました。その一方で、秀吉が築かせた大坂城天守は、内部にベッドを置いた部屋があったのが記録から知られています。この記述から、秀吉は天守を寝泊まりする御殿として使ったと解釈することもできますが、ヨーロッパから来たキリスト教の宣教師や諸大名からのプレゼントを、平時には天守内部に収蔵・展示して、来訪した大名などに案内していたので、ベッドも展示品と理解した方がよいと思います。秀吉が大坂城や伏見城の天守にわざわざ寝泊まりしたとは考えられません。そして家康も、天守と御殿とを明確に分けました。

正清は名古屋城の建設工事のために、大工とその弟子たち541名を組織しました。このうち天守の建設に携わった大工は30名で、その内訳は奈良の大工21名、京都の大工7名、地元名古屋の大工が2名でした。もう忘れさられていますが、名古屋城の大・小天守の建設に、奈良の職人が果たした役割は、たいへん大きかったのです。名古屋城を訪ねて、大・小天守を見上げるときには、奈良の人に感謝してほしいと少しだけ思っています。

ちなみに名古屋城天守建設の大工として地元の名古屋から参画した熱田の「又

七郎」は、信長に仕えて安土城天主を建てた岡部又右衛門の家系と伝えられています。信長のもとで画期的な安土城天主を創った又右衛門の子孫が、名古屋城天守の建設に関わっていたのは感慨深く感じます。そして名古屋城の大・小天守は、木曽川の増水による木材の延着に苦しみながら驚異的なスピードで進み、1607年（慶長12）11月半ばに壁に白漆喰を塗って完成しました。その後、本丸御殿の建設がつづき、1614年（慶長19）には御殿が完成して、名古屋城が名実ともに尾張徳川家の政庁になりました。

発掘の大発見—大天守の溝

名古屋城の大天守の高さは本丸から48・6m、外観五層・内部6階（地階一階・石垣上五階）で、地階（石蔵・穴蔵ともいう）の北東隅には籠城に備えた井戸を備えました。そして大天守と小天守の石垣で囲んだ地階は、金・銀などの倉庫にしていました。また大天守内の井戸から得た水のうち、不要になった分を流すため、石製の排水溝を大天守内に通し、小天守へと続く「橋台」へ流すようにしていました。名古屋城調査研究センターが行った大天守内部の発掘調査で、昭和に建てた鉄筋コンクリートの天守の工事を奇跡的に免れて、名古屋城大・小天守の創建期にさかのぼり、家康も見た大天守内の石製排水溝が、部分的にしっかり保存されているのが判明しました。

この大天守内で残っていることを名古屋城調査研究センターが確認した石製排

水溝は、国特別史跡としての本質的価値をもつ、きわめて重要な遺構です。石製排水溝はもちろん、周囲の大・小天守の地面を含めて厳密に保護し、周囲を掘り下げたりして破壊することが決してないようにしないといけません。家康も見た天守床面の石製排水溝が残っていて、その実物に接したときは、私も本当に感動しました。

大天守最上階は特別な御座の間

先に記したように、家康は天守内部に「内すまいは無用」と指示して、大天守内に棚や床などの書院建築の室礼を整えた部屋はつくりませんでした。ただし最上階の五階は御座《ござ》の間として使用するために四周に廊下をめぐらした畳敷きの12畳の四間《ま》としました。城主御座の間の意匠が、復元を計画している木造天守でよみがえるのを、私も楽しみにしています。その後の天守の変化としては、大天守の屋根をあげられます。大天守の屋根は創建時においては瓦葺きでしたが、１７５２年（宝暦2）の天守台まわりの石垣を解体修理する大工事に伴って、大天守の二層以上の屋根を銅板瓦に変更しています。だから名古屋城大天守の屋根は青銅の錆によって緑色に見えるのです。

名古屋の築城に先だって、熱田から名古屋城の西側まで人工の運河「堀川」を開削して、石材の輸送を円滑に行いました。熱田を中心とした港から名古屋城は５㎞ほど離れていましたが、堀川によって城下と港とを一体化したのです。この堀川は、築城時の物資輸送を円滑にしただけでなく、その後の名古屋城下の物流の動脈として大きな役割を果たし、近世初頭には堀川沿いが、人やものが行き交うにぎやかな名所として人びとに親しまれました。現在、名古屋市は堀川の再生事業に取り組んでいます。歴史的な堀川の景観とにぎわいを取り戻すことは、名古屋の魅力を広げて深める大きな意義があると思います。

鉄壁の守り ―本丸を囲んだ隅櫓《やぐら》と多聞櫓《やぐら》

城の設計を縄張りと呼びます。縄張りは防御のくふうを物語るだけでなく、その城をつくった築城主体や社会のあり方を反映しました。だから城郭考古学は城をどう守ったかということだけではなく、城からもっと大きな歴史を解明できるのです。それでは名古屋城の縄張りにはどんな特色があったのでしょうか。

1891年（明治24）の濃尾地震などによって失われていますが、名古屋城の本丸は深い堀と高い石垣を巡らしただけでなく、石垣の上に多聞櫓《やぐら》を建て、大・小天守と接続する部分を除いて、完全に四方を多聞櫓《やぐら》が囲んだ点に大きな特色がありました。本丸の北西の隅には大天守と小天守があり、残りの三つの隅には三階櫓《やぐら》がありました。そして本丸の塁線上は、ぐるりと長細い平屋の多聞櫓《やぐら》があったのです。世界遺産として名高い姫路城は、大天守と三つの小天守を多聞櫓《やぐら》で

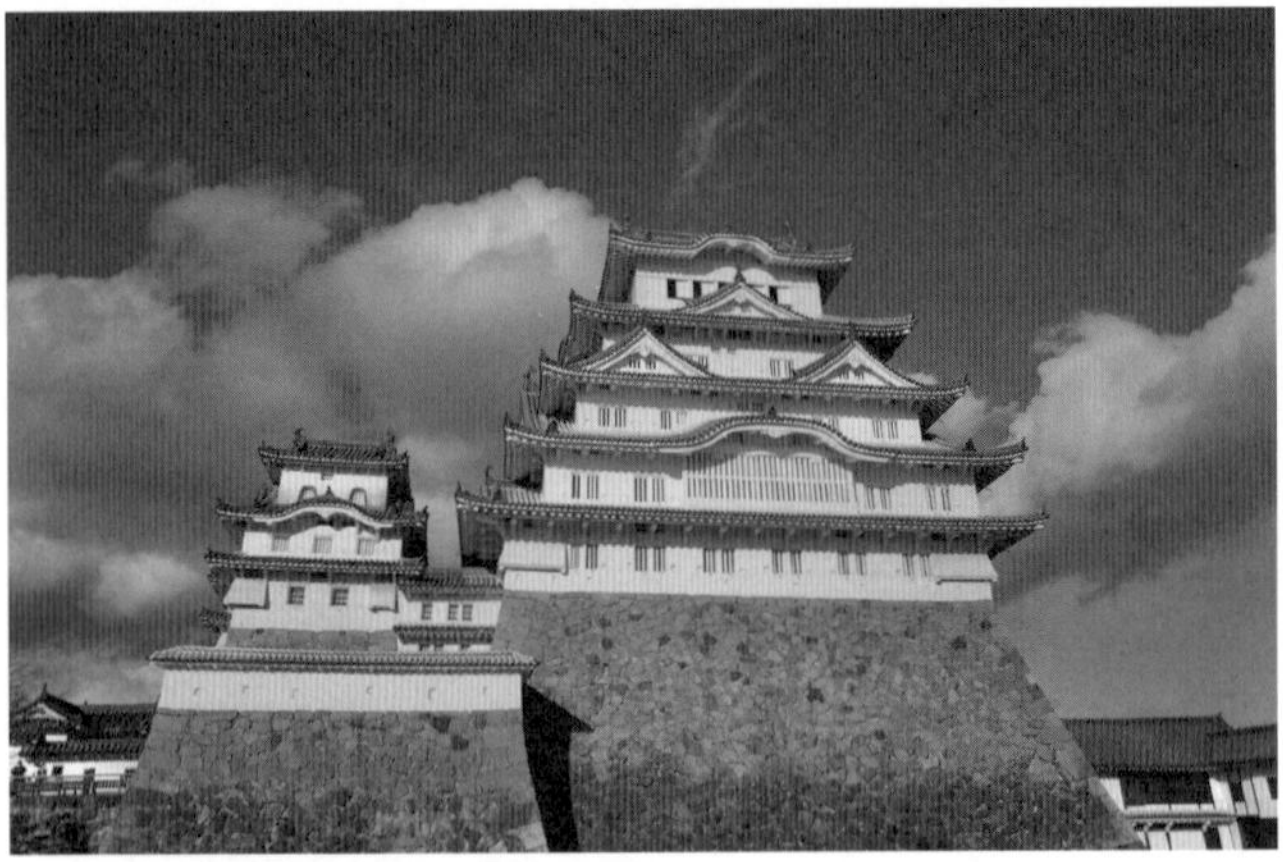

写真5　兵庫県 姫路城天守群（筆者撮影）

つないで天守曲輪《くるわ》（連立式天守）を構成しています。しかし名古屋城は、巨大な本丸そのものを天守・多聞櫓《やぐら》・隅櫓《やぐら》で囲い込んだことで、あたかも姫路城の天守曲輪《くるわ》のような最強の天守曲輪《くるわ》を本丸全体で実現したのです。当時最先端の守りの工夫と、尾張藩の政庁として必要な本丸御殿の規模と格式を両立した巧みな設計でした。

姫路城の大天守・小天守が囲んでいる空間の広さが、およそ14m×12mほどだったのに対し、名古屋城の大・小天守と隅櫓《やぐら》が囲んだ空間は、およそ130m×130mの広さにも達します。いかに名古屋城が空前・破格の規模であったかを実感できます。

家康の城づくりの歴史

実は徳川家康は、豊臣政権期に静岡県の天正期駿府城に独力で石垣の城を築き、大天守と小天守を組み合わせた連結式天守の原形を実現しました（『家忠日記』）。その後、1590年（天正18）からは江戸城に移り、江戸幕府を開いた慶長年間には、姫路城のように大天守と小天守を多聞櫓《やぐら》で組み合わせて独立した天守曲輪《くるわ》を構成した連立式天守を達成しました。この江戸城の天守曲輪《くるわ》（連立式天守）は、日本最大の規模でした。

つまり家康は信長の安土城、秀吉の大坂城をはるかに上回る、日本

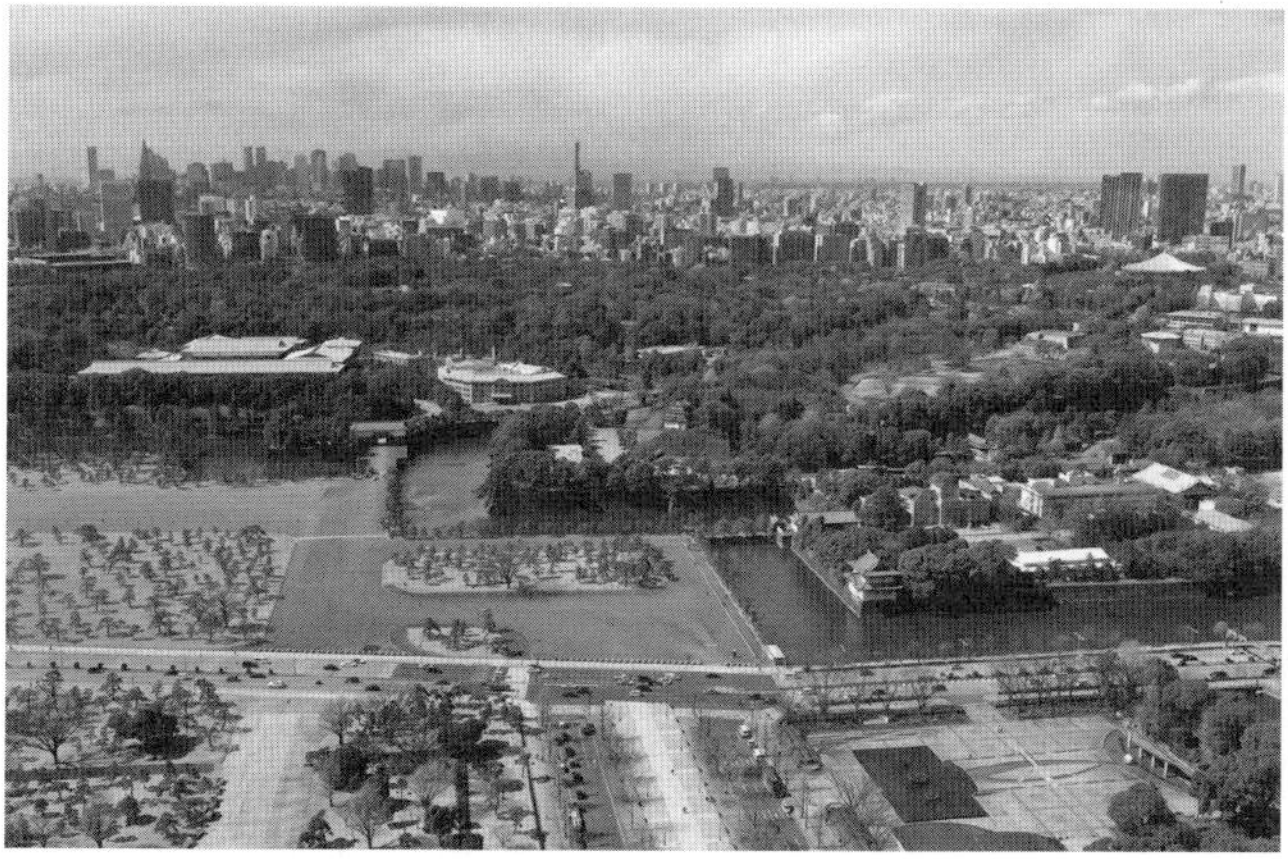

写真6　現在の東京都 江戸城（筆者撮影）

最大で最強の城を慶長期の江戸城で実現したのです。こうして連立式天守（天守曲輪《くるわ》）を本丸よりも上位空間として城の中央に構えた慶長期江戸城は、確かに戦いのときには最強の軍事要塞として機能しました。家康は慶長期江戸城を戦う城にしたのです。

家康の改善 ─駿府城から名古屋城へ

しかしこうした城のつくりは最強であっても、巨大な天守曲輪《くるわ》（連立式天守）が、本丸の広大なスペースを占拠して本丸御殿を圧迫してしまい、日常の政務を行うには、まことに手狭になってしまいました。そこで家康は慶長期江戸城を築城した後の1607年（慶長12）から、もう一度、大御所・家康の居城としてつくりはじめた慶長期駿府城で、この問題の改善を図ります。家康は慶長期駿府城で、大幅に簡略化した四角い天守曲輪《くるわ》から南に延ばした橋台《はしだい》で小天守を結ぶという、天守曲輪《くるわ》を備えながら、可能な限り本丸御殿のスペースを圧迫しない城のかたちを選択しました。

そして1610年（慶長15）から工事をはじめた名古屋城では、駿府城の天守曲輪《くるわ》を大天守に置き換え、大天守と小天守を橋台で結ぶという、慶長期駿府城で確立したかたちを踏まえて、ついに天守曲輪《くるわ》を廃止して、シンプルなかたちであっても高い防御性を発揮し、広大な

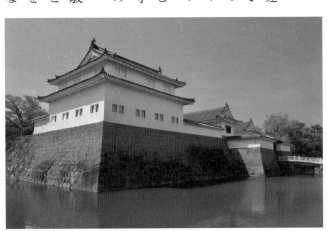

写真7　整備が進む静岡県 駿府城（筆者撮影）

本丸御殿のスペースを確保するという天守の最適解に到達したのでした。先に見た本丸そのものを連立式天守と同じ防御力をもつ鉄壁の空間とした上で、その本丸の頂点に立つ大・小天守は、きわめて合理的な連結式天守と定めて、両者を組み合わせたのです。名古屋城は、織豊系城郭としての家康流築城のたどり着いた到達点でした。

このように、名古屋城の縄張りは、近世初頭に徳川家康が、いい換えれば、日本の城郭が到達した最も理論的に防御力を発揮し、日常には政庁としての役割を十二分に発揮する理想の城でした。

馬出しによる守り

その鉄壁の本丸の外側に配置して、名古屋城の守りと反撃力を実現したのが馬出しでした。名古屋城の本丸から南と東へ堀を越えて出た先の広場が馬出しでした。本丸南馬出しは、明治・大正の離宮時代に、天皇の行幸の馬車が通行できるように馬出しの石垣を壊し、堀を埋めてしまって、現在に至ります。名古屋城の「正門」から城内に入ると、本丸南側の出入り口がそのまま見えてしまうのは、本丸南側にあった馬出しの石垣と堀を失っているからです。この馬出しは、名古屋城の守りの要のひとつでしたので、一日も早く史実にもとづいて復元されるのを願っています。

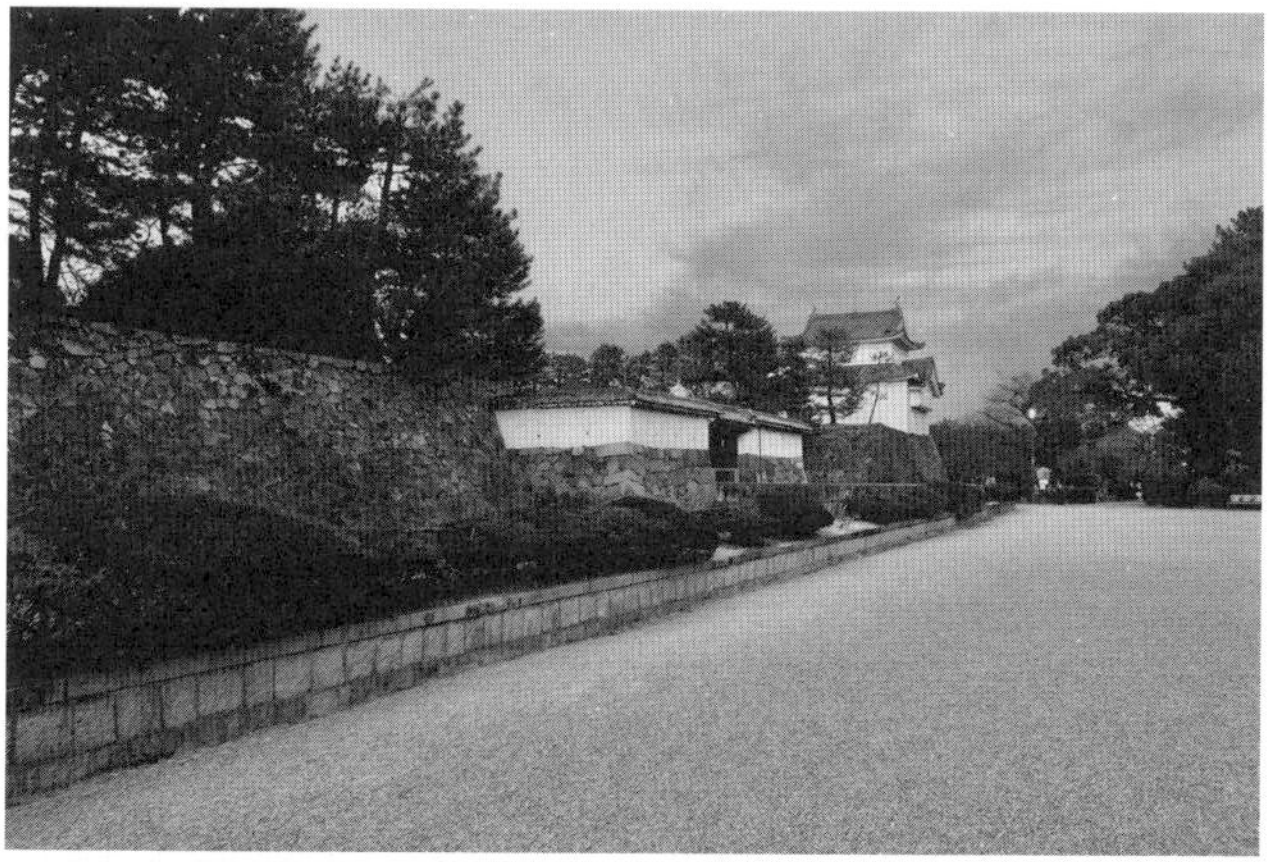

写真8　本丸南馬出しがあったところ（筆者撮影）

馬出しは、防御のための門を本丸側に置き、堀の対岸に設けた広場の側面に出撃用の出入り口を置くことで、城道と道の屈曲とを組み合わせ、攻撃的だが守りの堅い出入り口を実現しました。本丸の南と東に馬出しを置いて南方・東方に攻め出し、またお互いの側面を防御し合える、きわめて効率的で理論的な縄張りを、名古屋城は実現したのです。

究極の城・名古屋城

西の丸と御深井丸《おふけまる》の間などに「鵜の首」と呼ばれる深く切り込んだ堀が入り込んでいることにも注意が必要です。こうした堀が切り込んだ場所には城門がつくられていましたが、その構造は本丸の南と東の馬出しに設けた城門と同じ形態になっていました。つまり本丸の南と東に設置した馬出しだけでなく、御深井丸《おふけまる》も本丸から出て、西の丸と御深井丸《おふけまる》と本丸東馬出に挟まれた塩蔵構の曲輪《くるわ》に攻め出す馬出しの機能を発揮したのです。

定型的なかたちをした本丸南・東のふたつの馬出し以外にも、馬出しの機能を本丸周囲の曲輪《くるわ》にもたせた点は、名古屋城の縄張りの大きな特色です。近世城郭の馬出しの発達は、馬出しとしての単一の機能を果たした堀の対岸の小さな広場空間から、大きな曲輪《くるわ》そのものを馬出しに見立てて、馬出しが一般の曲輪《くるわ》化していく方向で進化しました（千田二〇〇〇）。

名古屋城の馬出しを基軸にした城のかたちは、家康の死後に二代将軍・徳川秀忠、三代将軍・徳川家光が築いていく、大阪府の大坂城、京都府の二条城の原形になっていきました。こうした点からも、名古屋城が日本の城の中で、いかに大きな歴史的位置を占めた城であるかがわかります。

名古屋城のこれから

ただし、ここで述べてきた家康の築城術のすべてを注いでできた究極の近世城郭・名古屋城の本質的価値が、現在わかりやすく整備されているとはいえない状況にあります。たとえば名古屋城は、本来あった多くの櫓《やぐら》や門を失っていたり、ポイントになる石垣が壊され、堀が埋められていたり、城とセットで整えられた日本最大級の大名庭園「下御深井御庭《したおふけ》」が、誤って洋風の都市公園として整備された結果、誰も江戸時代の大庭園がここにあったという歴史に気がつけない（名城公園）など、惨憺たる状態です。名古屋市役所が進めてきたまちづくりが、名古屋城と名古屋の歴史を、どうしてこれほどまでに尊重してこなかったのかを、市役所はもちろん、市民も改めて考える必要があると思います。

今、歴史を活かしたまちづくりを、各地の都市が競って進めています。石川県と金沢市は、金沢城と城下の町を守って復元し、それを活かして大成功している代表例です。歴史を活かしたまちづくりの核になっている金沢城は、近代以降軍隊によって徹底的に破壊され、第二次世界大戦後は、金沢大学のキャンパスになって再び徹底的に破壊されました。

つまり金沢は空襲を受けなかったから、城を活かしたまちづくりができた。一方で、名古屋は空襲を受けたから城を失って、歴史を活かしたまちづくりはできなかったと、単純に説明することはできないのです。名古屋城をどう整備していくかは、名古屋城のことに思えますが、実は名古屋のまちをこれからどんな魅力のあるまちとしていくかを考える要なのです。世界の人が訪ねたくなる名古屋にしていくために、名古屋城のこれからを、市民と一緒に、私も考えていきたいと思っています。

引用参考文献

千田嘉博　一九八九「清須城とその城下町」『清須―織豊期の城と都市―』東海埋蔵文化財研究会

千田嘉博　二〇〇〇『織豊系城郭の形成』東京大学出版会

コラム Column 1

平《ひら》岩《いわ》親《ちか》吉《よし》と尾張藩の成立

名古屋城調査研究センター　副所長補佐　原 史彦

平岩親吉《ひらいわちかよし》という武将を知る人はよほどの歴史通でしょう。大河ドラマでも複数回登場していますが、脇役のためドラマ上では視聴者の記憶に残るほどの活躍は見せていません。しかし、尾張藩の成立を紐解《ひもと》く場合、平岩《ひらいわ》抜きに語ることはできないのです。

平岩《ひらいわ》は徳川家康《とくがわいえやす》と同年の1542年（天文《てんぶん》11）に生まれ、駿河《するが》へ人質《ひとじち》となった家康《いえやす》に従い、家康《いえやす》を支え続けた歴戦《れきせん》の三河武士《みかわぶし》です。家康《いえやす》の9男義直《よしなお》は1603年（慶長《けいちょう》8）に甲斐国《かいのくに》25万石を与えられますが、この時、義直《よしなお》はわずか3歳。義直《よしなお》に政治ができるわけではなく、ここで白《しら》羽《は》の矢《や》を立てられたのが、平岩《ひらいわ》でした。平岩《ひらいわ》は義直《よしなお》の守役《もりやく》という立場で、義直《よしなお》に代わり甲斐国《かいのくに》を統治《とうち》します。家康４男で尾張国清須《きよす》城主の松平忠吉《ただよし》が亡くなった後、1607年（慶長《けいちょう》12）に義直《よしなお》が清須《きよす》城主となると、当然のごとく平岩《ひらいわ》がその代理を務めました。

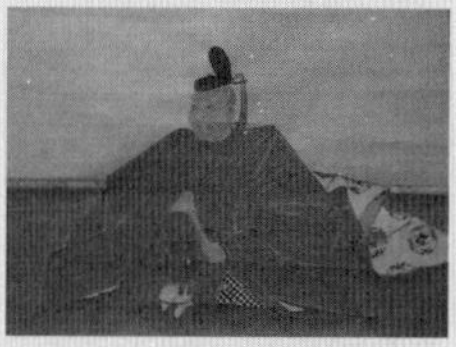

平岩親吉画像摸本
（平田院所蔵）

この時、平岩《ひらいわ》には犬山《いぬやま》城12万石余が与えられます。尾張国に来た平岩《ひらいわ》は、対等な立場を主張する旧忠吉《ただよし》家臣団に対し、自分は義直《よしなお》の父親代わり、すなわち家康《いえやす》と対等であって、おまえたちとは格が違うと言い放ちます。そして反対派を粛清《しゅくせい》し、平岩《ひらいわ》主導の藩政《はんせい》を展開しました。この強気な態度には、家《いえ》康《やす》から「尾州仕置之儀《びしゅうしおきのぎ》 無遠慮可申付事《えんりょなくもうしつくべきこと》」というお墨付《すみつ》き（名古屋市・平田院《へいでんいん》蔵）をもらっていたことが大きく影響しています。「尾張の政治は平岩《ひらいわ》の好きなようにせよ」という家康《いえやす》の許しを得ていたわけです。実際に家康《いえやす》の信頼は厚く、子が無かった平岩《ひらいわ》に8男仙千代《せんちよ》（5歳で死去）を与えていたほどです。

平岩《ひらいわ》は清須《きよす》から名古屋への移転には反対でしたが、名古屋城築城が決定されると、その差配《さはい》を主導し、名古屋城二之丸には自らの屋敷を構えます。しかし、名古屋城の完成を見ることなく、1611年（慶長《けいちょう》16）に亡くなりました。子が無かったため平岩《ひらいわ》家は断絶《だんぜつ》しますが、尾張藩成立期を主導したのはまさに平岩《ひらいわ》であり、平岩《ひらいわ》によって尾張家の礎《いしずえ》が築かれたといっても過言《かごん》ではないでしょう。

桶狭間合戦とその史跡 ―今川義元は三度死ぬ？

人間文化研究科　日本文化コース　教授　川戸　貴史

かつて日本列島の各地で、合戦と呼ばれる多くの戦争が起こりました。特に本州の東西のちょうど中間点に位置する現在の愛知県は、源平合戦や承久の乱、南北朝の合戦など、実は数多くの重要な合戦において戦場になりました。

それら日本史上の多くの有名な合戦のなかでも、今の名古屋市が戦場となったひときわよく知られている合戦の一つに、桶《おけ》狭《はざ》間《ま》合戦があります。しかしこの合戦の経緯については、必ずしも事実が確定しているわけではありません。合戦に関わる現地の史跡を紹介しながら、この合戦について考えてみましょう。

桶《おけ》狭《はざ》間《ま》合戦の「伝説地」とは？

日本各地には数多くの史跡があります。史跡には遺跡や城跡など様々な種類がありますが、古戦場もその一つです。そのうち歴史的に極めて重要な史跡を国が指定し、保存の対象としています。

この国指定の史跡のうち、前近代の古戦場に分類されるものは実は三か所しかありません（2024年9月現在）。この三か所とは、関ヶ原古戦場（岐阜県関ヶ原町）、長久手古戦場（愛知県長久手市）、そして桶狭間《おけはざま》古戦場なのです。ただし、桶狭間《おけはざま》古戦場だけは「伝説地」として史跡に指定されており、その場所は、現在では愛知県豊明市に含まれます（図表1―❶）。

なぜ桶狭間《おけはざま》だけ「伝説地」なのでしょうか。その理由は、非常に有名な合戦でありながら、織田信長や今川義元がどこを進み、そして義元がどこでどのようにして討ち取られたのかについて、実は事実が確定していないためです。

「伝説地」は、今川義元が戦死した場所として古くから言い伝えられた地として、史跡に指定されています。現在「伝説地」には、江戸時代に建てられた記念碑のほか説明板などが建てられていて、小さな公園として整備されています。最も古いものには1771年（明和8）に建てられた「七石表《しちせきひょう》」という石碑があり、「今川上総介《かずさのすけ》義元戦死所」と刻まれています。ほかに1809年（文化6）に建てられた「弔古碑《ちょうこひ》」という石碑や、

図表1

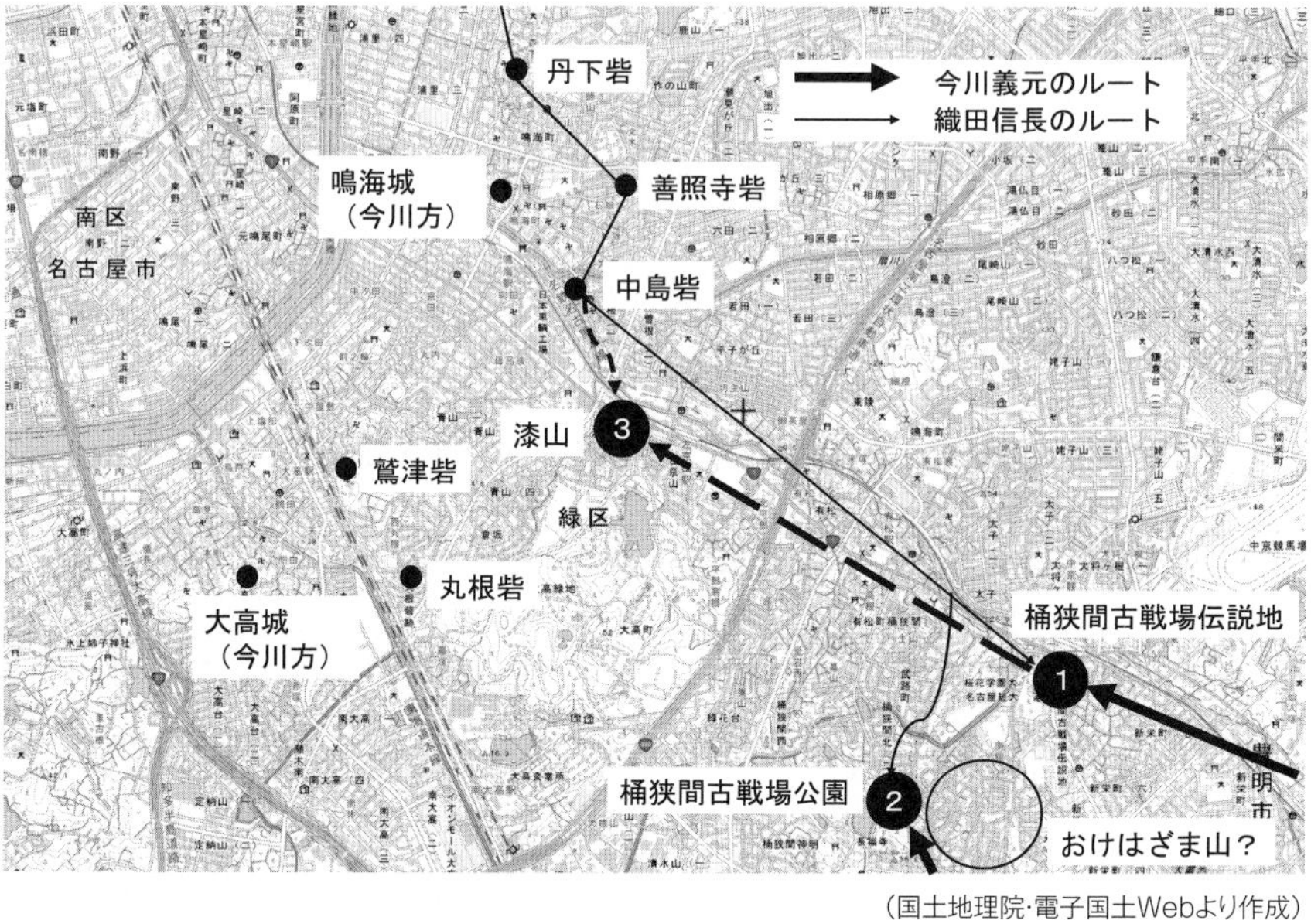

（国土地理院・電子国土Webより作成）

1876年（明治9）に造られた今川義元の墓もあります。この場所は旧東海道に程近く、道中を行き交う人々が立ち寄る観光名所にもなっていたのでしょう。

この「伝説地」は、1937年（昭和12）12月に国指定の史跡となりました。ちょうど日中戦争で日本軍が南京《なんきん》を陥落させた頃です。日本軍がしばしば用いた「奇襲《きしゅう》戦」の歴史的象徴となっていた桶狭間《おけはざま》合戦をこの時に国指定の史跡として顕彰したことは、偶然ではないのかもしれません。

桶狭間《おけはざま》合戦の記録

桶狭間《おけはざま》合戦で今川軍と織田軍がそれぞれどこを通り、今川義元がどこで討ち取られたのか。その経緯を知るために最も重視されている史料があります。それは、尾張時代からの織田信長の家臣であった太田牛一《おおたうしかず》が後に記録した、『信長記《のぶながき》』という信長の伝記です（この史料は『信長公記《のぶながこうき》《しんちょう》』の名で現在は知られていますので、以後は『信長公記《のぶながこうき》』の呼称を用います）。

『信長公記《のぶながこうき》』は、内容が若干異なるいくつかの自筆本や写本が現在に遺されています。また、織田信長が上洛した1568年（永禄11）から本能寺の変で亡くなる1582年（天正10）まで一年ごとに一冊ずつ記された全15巻で構成されています。それとは別に織田信長が上洛する以前の経緯を記した「首巻《しゅかん》」という巻があり、桶狭間《おけはざま》合戦はここに記録されています。

桶狭間《おけはざま》合戦当時にはすでに織田信長に仕えていた太田牛一《おおたうしかず》による『信長公記《のぶながこうき》』

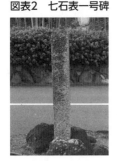

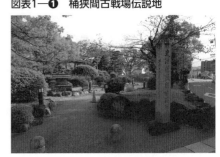

図表1―❶　桶狭間古戦場伝説地

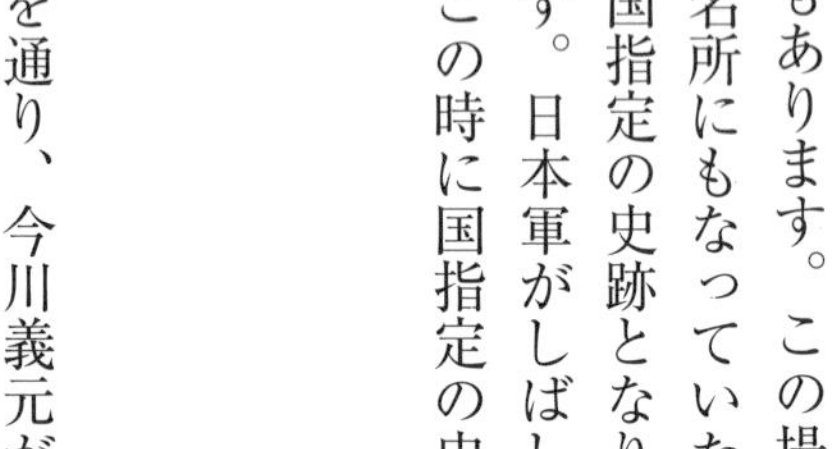

図表2　七石表一号碑

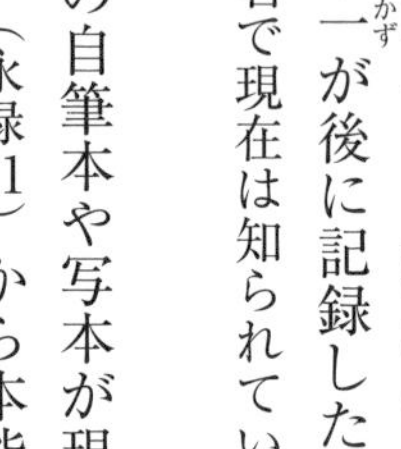

は、最も信憑性の高い史料の一つと位置づけられています。なかでも牛一《うしかず》の自筆本は特に信頼性が高く、その一つである池田家文庫所蔵本は、1610年（慶長15）に執筆されたことがわかっています。ただし首巻《しゅかん》は自筆本が伝わっておらず、最も古い写本の可能性が高い天理大学附属天理図書館所蔵本（天理本）や陽明文《ようめいぶん》庫《こ》所蔵本（陽明本）が主に用いられます。

それより少し後に書かれたものではありますが、『信長公記《のぶながこうき》』にはない事柄が記録された別の史料もあり、そちらも合戦の経緯を考える上で参照されてきました。その一つに、尾張出身で豊臣秀次に仕えた経験もある小瀬甫庵《おぜほあん》という人物が記した、『信長記』という史料があります（『甫庵《ほあん》信長記』と呼ばれており、以後はこの呼称を用います）。『甫庵《ほあん》信長記』は、1611年（慶長16）頃に成立したものと考えられています。

具体的には後に触れますが、史料によって桶狭間《おけはざま》合戦の経緯の説明が異なっている箇所があります。また、織田信長が奇襲攻撃を行ったという桶狭間合戦で最も有名なエピソードは『信長公記《のぶながこうき》』に記されておらず、『甫庵《ほあん》信長記』に記されています。そのためどの史料を信用すべきなのか、議論が分かれる原因にもなっています。

桶狭間《おけはざま》合戦の経緯と諸説

「伝説地」の場所は江戸時代に知多郡桶狭間《おけはざま》村であったため、古くから今川義元戦死の地と考えられてきました。しかし「伝説地」が本当に戦死の地だったのか。紹介した史料をもとに桶狭間《おけはざま》合戦の経緯を振り返りながら考えてみましょう。

桶狭間《おけはざま》合戦は、1560年（永禄3）に、駿府《すんぷ》（現在の静岡）から西へ進軍した総勢4万5000人ともされる今川義元の大軍勢に対し、数的にはるかに劣る織田信長軍が迎え撃って見事に勝利し、今川義元を討ち取りました。その後の織田信長の快進撃への分岐点となったとされる、日本史上において重要な合戦として現在もよく知られています。信長が奇襲攻撃を採用したともされており、後世にその卓越した判断力が称えられるようにもなりました。詳しい経緯について、『信長公記《のぶながこうき》』の記述をもとにたどってみましょう。

1560年5月、今川義元が駿府《すんぷ》を発し、尾張に向けて進軍しました。最終的に上洛を目指していたという説もありますが、それが事実かどうかははっきりしません。少なくとも言えるのは、三河国をほぼ従えた今川義元は国境を越えて尾張国内へ勢力を伸ばしつつあり、対立する信長を攻撃する意図があったとみられます。すでに今川方となっていた尾張国内の鳴海《なるみ》城と大高《おおだか》城を攻撃すべく信長は周辺に砦《とりで》を築いており、義元がその救援に向かおうとしたことは確かです。

義元は、5月17日頃に尾張南端の沓掛《くつかけ》城に入ります。そして、配下であった三河岡崎城主の松平元康《まつだいらもとやす》（のちの徳川家康）に対し、籠城《ろうじょう》戦を行っていた今川方の大高《おおだか》城へ兵粮《ひょうろう》の搬入を指示しました。大高《おおだか》城は織田方が築いた鷲津《わしづ》砦や丸根《まるね》砦などに囲われており、兵粮《ひょうろう》の補給が必要でした。

一方の信長はこの時清須《きよす》城にあり、18日夜に家臣を集めて清須《きよす》に籠城するか今川軍へ打って出るかの選択について協議を行いました。

図表3　大高城跡

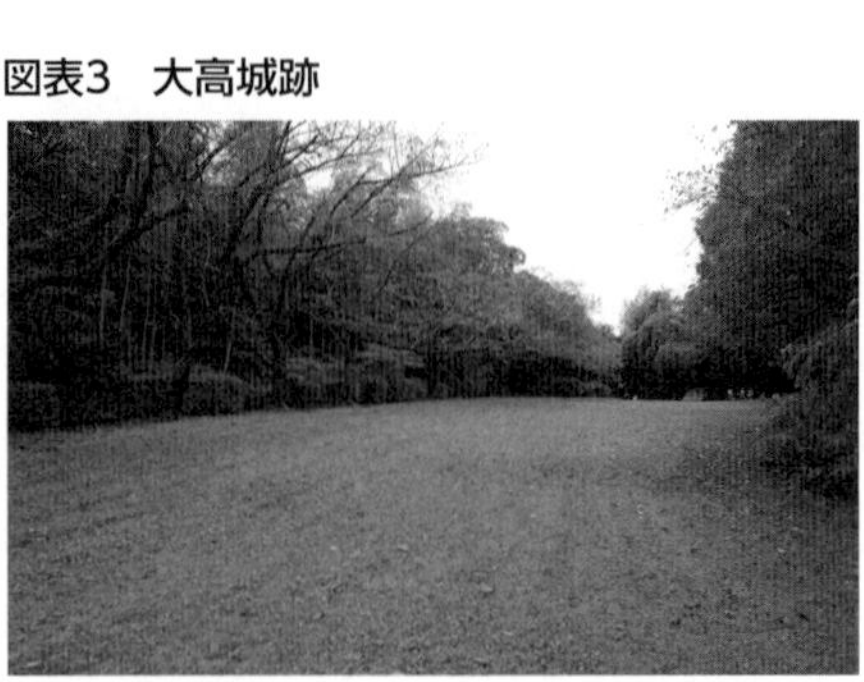

実は、この時の織田方の様子は、「天理本」と「陽明本」とで内容が異なっています。「天理本」によると、信長は軍議において家臣たちに出撃して決戦を挑む決意を表明したものの、籠城を主張する家臣の反対にあっています。しかし信長はそれを聞かず、出撃する決意をしたと述べています。ところが「陽明本」によると、信長が出撃する意志を持っていたとしつつも、軍議を行わずに家臣たちとの雑談に終始したと述べています。どちらが正しいか断言はできませんが、「天理本」が事実に近いと指摘されています。ちなみに、「天理本」（1630年代頃の写し）の叙述は『甫庵《ほあん》信長記』と似ている箇所があり、『甫庵《ほあん》信長記』を参照した可能性が指摘されています。

戦況に戻りましょう。5月18日夜から19日早朝の間に、松平元康《まつだいらもとやす》は闇夜に紛れて無事大高《おおだか》城への兵粮《ひょうろう》搬入を成功させました。そして19日、今川軍は鷲津《わしづ》砦と丸《まる》根《ね》砦への攻撃に取りかかりました。一方の信長は、早朝に清須《きよす》から出陣して熱田で戦勝祈願を行い、鳴海《なるみ》城を囲う丹下《たんげ》砦を経て善照寺砦に入りました。この頃には鷲津《わしづ》・丸根《まるね》の両砦は今川軍に攻め落とされたようで、信長は大高《おおだか》城方面から煙が上がっていたのが見えたといいます。この時織田軍は今川方だった鳴海《なるみ》城を攻撃していましたが、戦果がはかばかしくないとみた信長は、家臣の反対を押し切って善照寺砦から鳴海《なるみ》城至近の中島砦へ移りました。

ここから伝説めいてきますが、19日午後、信長は中島砦で軍勢に大声を発して戦意を高めつつ、鳴海《なるみ》城ではなく義元の本陣に向けて出撃しました。信長は、義元が沓掛《くつかけ》城を出て大高《おおだか》城へ向かう途中の「おけはさま山」で休憩しているという情報を入手したためです。その本陣への攻撃に勝敗を賭けました。そして信長率いる軍勢は「おけはさま山」にいた義元の本陣に突撃し、討ち取りました。

今川義元が戦死したのはどこか

先に触れた通り、この戦いは信長による奇襲攻撃だったというイメージが根強くあります。しかし、実は『信長公記《のぶながこうき》』にはそれをうかがわせる記述はありません。しかも「天理本」によると「おけはさま山」において今川義元本陣は「段々に」軍勢を備えていたと記していて、織田軍の来襲《らいしゅう》を警戒していた様子がうかがえます。そこへ信長は突撃していったことになるため、実際には奇襲ではなくむしろ正面攻撃だったという指摘もあります。

奇襲攻撃説において欠かせないのは、信長の突撃の際ににわかに豪雨が襲い、織田軍の進軍が今川軍に気づかれなかったとするエピソードです。しかしこれは『信長公記《のぶながこうき》』に記載がなく、『甫庵《ほあん》信長記』にのみ書かれています。また、義元は織田軍に対して数的に有利だったために油断し、「田楽狭間《でんがくはざま》」とも言われるような窪地《くぼち》に陣を据えたという説もあります。しかし『信長公記《のぶながこうき》』の記述に従うならば、これらのエピソードは慎重に検討する必要があるでしょう。

「天理本」によると、義元は「山際《やまぎわ》」に在陣していたことがうかがえる記述があります（山際＝窪地とは断言できないでしょう）。つまり「おけはさま山」の「山際」であることは間違いないところです。そこで問題になるのは、現在ではそれがど

図表1―❷　桶狭間古戦場公園

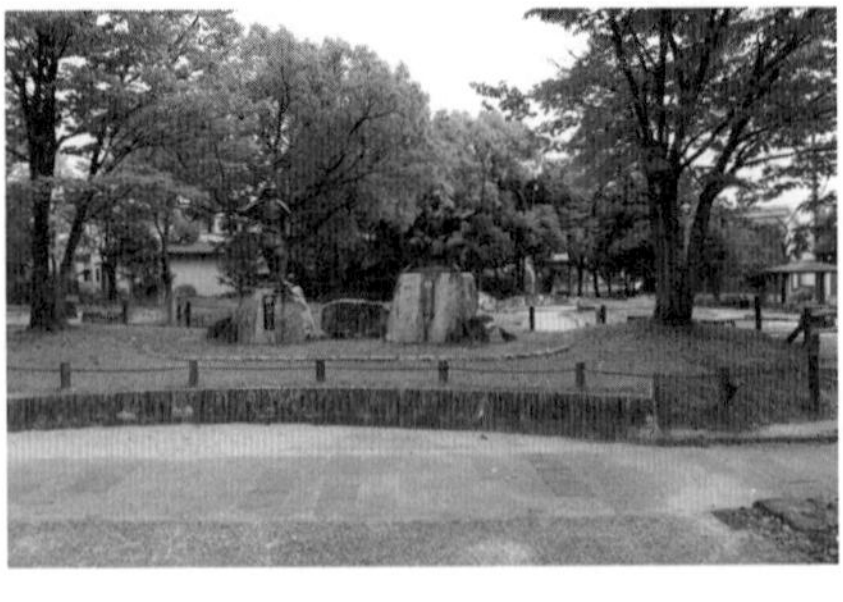

こであるかという点です。桶狭間《おけはざま》合戦があった地域で「山」と呼べるような場所はいくつか候補がありますが、「伝説地」(図表1―❶)の至近に「山」と呼ぶにふさわしい場所があるかというと、見当たらないというのが正直な感想です。

「おけはさま山」はほかの場所ではないのか。そこで注目されたのが、「田楽坪《でんがくがつぼ》」とかつて呼ばれていた一帯です(図表1―❷)。この近くには「山」があり、それが「おけはさま山」だったというのです。この地は現在史跡公園として整備され、「今川義元戦死之地」の石碑も建てられています(名古屋市緑区、図表4)。

しかしこの説も疑問があります。この場所を戦死の地とするためには、奇襲説を採用しなければならないことです。「田楽坪《でんがくがつぼ》」はかつて田地が広がる湿地帯で、窪地だったことが前提となっています。また、現地の看板によれば、豪雨が降ったことを事実として説明されていることも気になります。確かに「山際《やまぎわ》」と呼ぶにはふさわしい場所の一つではありますが、『甫庵《ほあん》信長記』の記述にほとんどを依拠していることから、すぐには従えないです。

このほかにも、実は図表1―❶❷の場所はともに義元戦死の地とするには重大な問題点があります。『信長公記《のぶながこうき》』によると、信長が中島砦に入った時にそこから義元の本陣が実際に見えたと記録していることです。では現地の風景はどうなっているでしょうか。今の中島砦は住宅地に囲まれているため、高台に位置する善照寺砦跡からの風景を眺めてみることにしましょう。そうすると、図表1―❶❷の場所はどちらも前方の山(現在の大高緑地《おおだかりょくち》)に遮られていて、実際に見ることはできません(図表5)。

図表4　桶狭間古戦場公園・今川義元戦死之地石碑

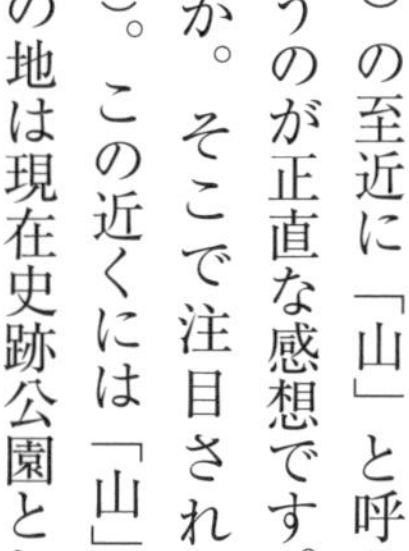

図表5　善照寺砦跡

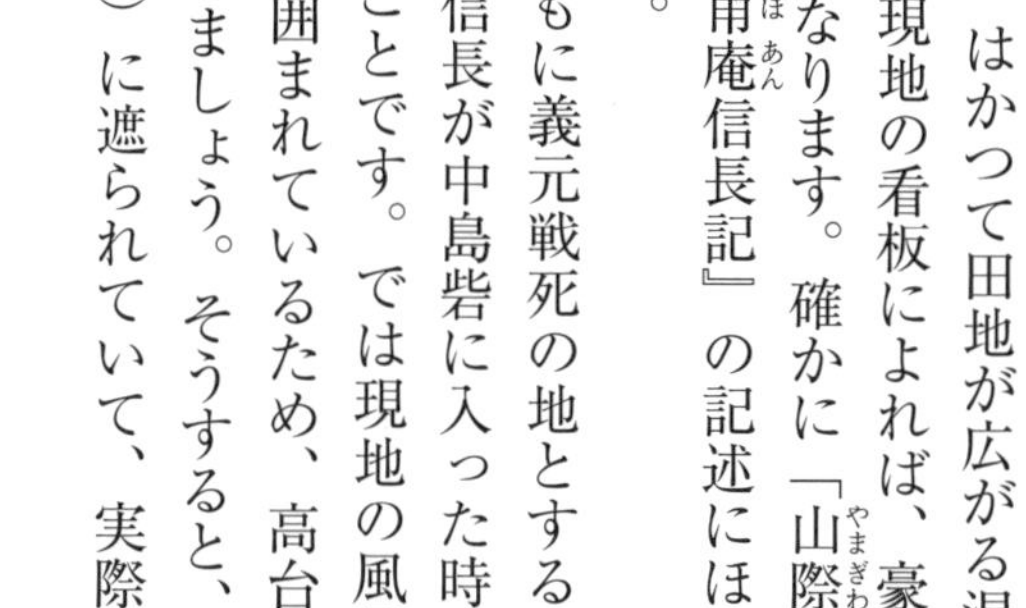
漆山(大高緑地)。桶狭間はこの向こう。
鷲津山(大高城はこの向こう)

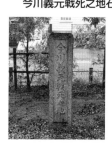

太田牛一《おおたうしかず》は当時この場にいたわけではないので、もちろん『信長公記《のぶながこうき》』の記述が事実ではなかった可能性もあります。しかし、ほかの記述については信用しながら、ここの記述だけを疑うのは無理があるでしょう。現在は開発が進んでいるから見えなくなってもおかしくないという意見もあるでしょう。しかし今でも建物ではなく大高《おおだか》緑地そのものに遮られているので、その主張も成り立たないと思われます。このことから、図表1―❶❷の場所が義元戦死の地であるとするには重大な難点があると言わざるを得ません。

では実際に義元が討たれたのはどこだったのか。断言はできませんが、近年の研究で「第三の場所」として注目されつつある場所があります。それは、まさに大高《おおだか》緑地が「おけはさま山」ではないかという説です（図表1―❸）。大高《おおだか》緑地の「山際《やまぎわ》」にあたる漆山《うるしやま》にはかつての東海道が走っており、当時も三河方面から熱田や清須《きよす》へ向かう主要道路であったことは間違いありません。また、漆山から「山際《やまぎわ》」を通って大高《おおだか》城方面へ向かえば、織田方の鷲津《わしづ》・丸根《まるね》砦の背後を突き、善照寺砦や中島砦との間を分断する戦術的利点もあったかもしれません。以上のことは推測ですが、これが義元の行軍ルートだった可能性を考える余地はあるものと考えられます。

桶狭間《おけはざま》の「奇襲」イメージ

以上のように、信頼性が高い『信長公記《のぶながこうき》』の記述を中心としながら、桶狭間《おけはざま》合戦の経緯について紹介してきました。このように、歴史上とても有名な合戦であっても、実際の戦況については多くの可能性があり、専門家の間で今も議論が交わされています。

それにしても、なぜ桶狭間《おけはざま》合戦＝奇襲というイメージが定着したのか。これには大きく二つ理由があります。まず一つには、江戸時代は『信長公記《のぶながこうき》』ではなく『甫庵《ほあん》信長記』の方が広く大衆に流布して読まれるようになったことです。そしてもう一つは、1902年（明治35）に日本陸軍の参謀本部《さんぼうほんぶ》が『日本戦史』として歴史上の重要な合戦をまとめた際に、『甫庵《ほあん》信長記』に基づいて桶狭間《おけはざま》合戦を奇襲戦として記録したことでした。

あるいは、これが日露戦争の日本海海戦に影響した可能性もあります。桶狭間《おけはざま》合戦は、それ自体が織田信長の飛躍をもたらしたという歴史上の意義は確かにありますが、それを超えて、近代日本の重要な転換点にも間接的に影響を与えた合戦と考えることもできるかもしれません。

参考文献

金子拓『織田信長という歴史—『信長記』の彼方へ』（勉誠出版、2009年）

金子拓編『『信長記』と信長・秀吉の時代』（勉誠出版、2012年）

桐野作人『織田信長—戦国最強の軍事カリスマ』（KADOKAWA、2014年）

藤本正行『信長の戦争』（講談社、2003年）

コラム

Column ②

尾張徳川家の藩主たち

名古屋城調査研究センター　副所長補佐
原　史彦

名古屋城は御三家筆頭の尾張家の城だった、ということまでは名古屋市民に認識されているものの、尾張家の殿様の名を一人でも挙げられる人はどれくらいいるでしょうか。地元でも知っているようで知られていないのが尾張家です。ここでは知られざる歴代殿様の略歴《りゃくれき》について、ごく簡単にご紹介したいと思います。

　尾張藩は、1607年（慶長12）に徳川家康《とくがわいえやす》の9男義直《よしなお》が尾張国主《おわりこくしゅ》となって以来、江戸時代を通じて16人の殿様によって治められました。2代光友《みつとも》、3代綱誠《つななり》、4代吉通《よしみち》と継承されますが、5代五郎太《ごろうた》が2歳で藩主となり、しかも在職2ヵ月で死去したことで、尾張家の直系《ちょっけい》は途絶えます。

　初の養子藩主・6代継友《つぐとも》は、7代将軍家継《いえつぐ》が満6歳で亡くなった際に、次期将軍候補となったものの叶いませんでした。7代宗春《むねはる》は特異《とくい》な発想の殿様として知られ、8代将軍吉宗《よしむね》の緊縮《きんしゅく》政治に対抗して、規制緩和策《きせいかんわさく》を展開しますが、財政悪化・風紀《ふうき》の乱れを招き、重臣合議《じゅうしんごうぎ》の上で藩主の座を追われます。跡《あと》を受けた8代宗勝《むねかつ》は分家の高須《たかす》

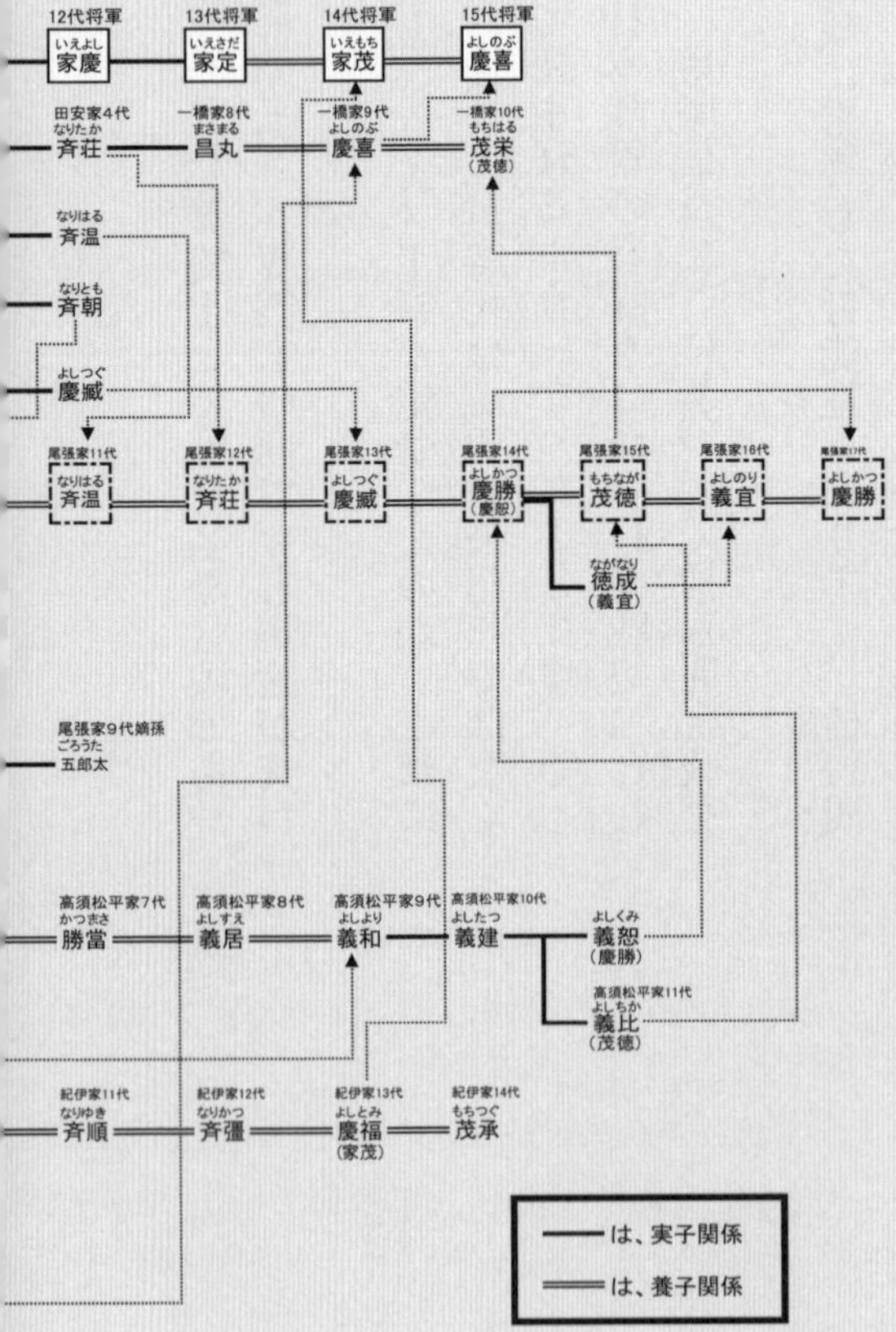

松平家《まつだいらけ》から初めて本家を継承し、藩政の立て直しに着手します。9代宗睦《むねちか》も引き続き改革を進め、中興《ちゅうこう》の祖《そ》と讃《たた》えられますが、跡継《あとつ》ぎに恵まれず、9代宗睦《むねちか》の代で義直《よしなお》以来の血統《けっとう》は断絶《だんぜつ》しました。

以後、10代斉朝《なりとも》は一橋《ひとつばし》徳川家、11代斉温《なりはる》と12代斉荘《なりたか》は11代将軍家斉《いえなり》の子、13代慶臧《よしつぐ》は田安《たやす》徳川家と、4代連続半世紀にわたり尾張家は将軍家周辺から養子を迎えます。この状況に一部の家臣は不満を募らせ家中騒動《かちゅうそうどう》に発展したことで、14代には高須松平家《たかすまつだいらけ》から慶勝《よしかつ》(当時の名は慶恕《よしくみ》)を迎えて沈静化が図られました。

しかし、慶勝《よしかつ》は大老井伊直弼《いいなおすけ》と対立して失脚《しっきゃく》、代わって弟の茂徳《もちなが》が15代を継ぎますが、井伊《いい》暗殺後に復権《ふっけん》した慶勝《よしかつ》との二重政権になることを避けるため、慶勝《よしかつ》の子の義宜《よしのり》に16代を継がせて隠居《いんきょ》します。以後、義宜《よしのり》を後見する慶勝《よしかつ》が事実上の藩主として、維新《いしん》の荒波を乗り切り、明治政府樹立《じゅりつ》の一翼《いちよく》を担《にな》いました。

図表　尾張徳川家系図

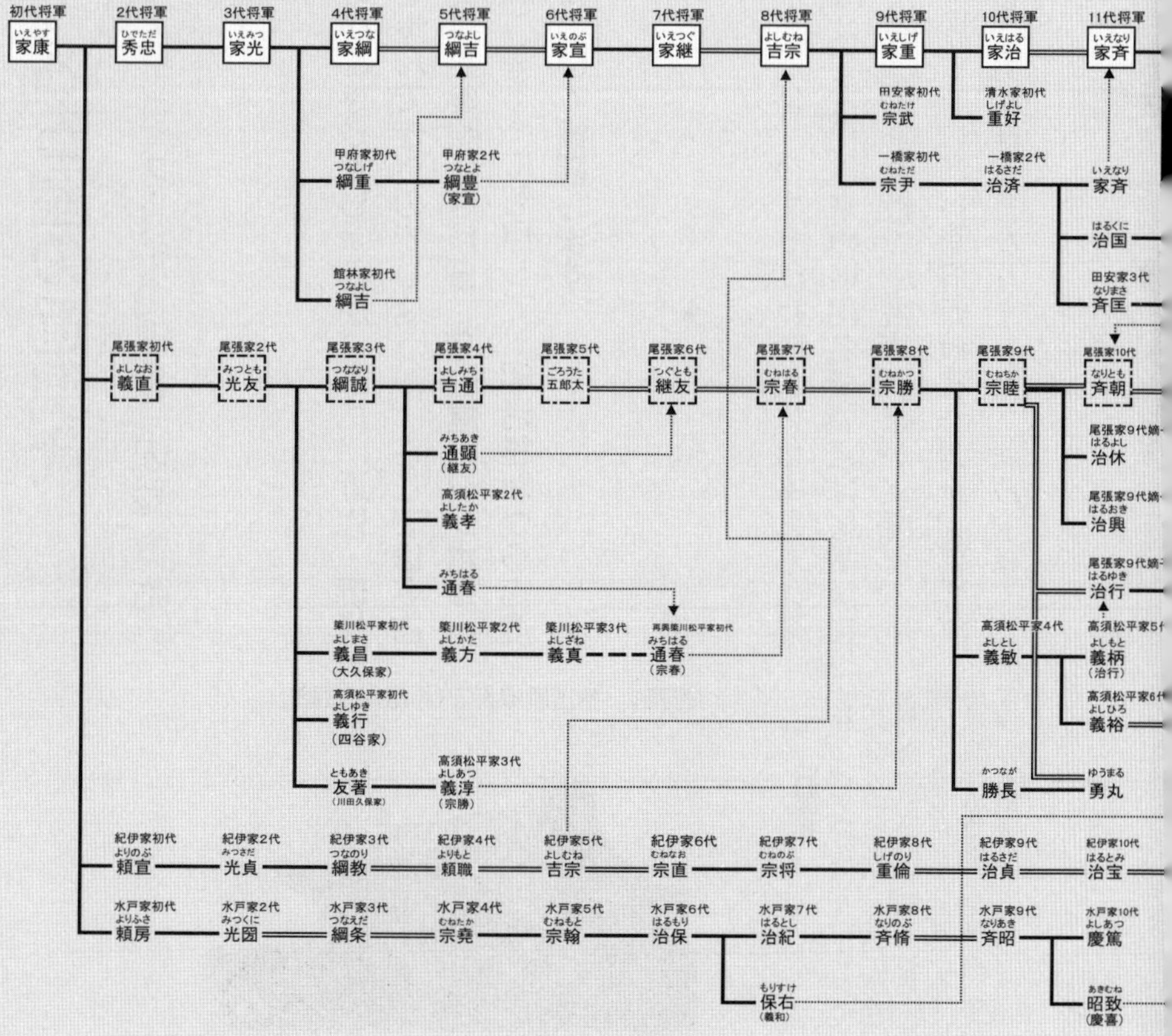

金鯱はどこへ行った？ 名古屋の近現代

人間文化研究科 日本文化コース 准教授 佐藤 美弥

みなさんはいつ名古屋市が誕生したのかご存じでしょうか。また、近代・現代という時代に名古屋はどのような歴史を歩んできたのでしょうか。ここでは名古屋の歴史に関する文献や公文書などの資料を参照しながら、名古屋のシンボルといえる名古屋城の金のシャチホコ（金鯱）（図表1）に着目して、明治維新から高度経済成長の時代までの名古屋の近現代について概観します。

名古屋市の誕生

名古屋市はいつ生まれたのでしょうか。近世、つまり江戸時代にはもちろん名古屋市はありません。現在の名古屋市域は、古代以来の旧国名[※1]でいえば尾張国《おわりのくに》に含まれます。江戸時代の尾張国《おわりのくに》は、徳川御三家筆頭格の尾張徳川家が支配する尾張藩の領地でした。1868年（慶応4／明治元）に江戸幕府が政権を返上、薩摩《さつま》藩・長州《ちょうしゅう》藩などを中心とした新政府が成立し、明治維新となりました。新政府は、諸

図表1　名古屋城天守（再建）と金鯱

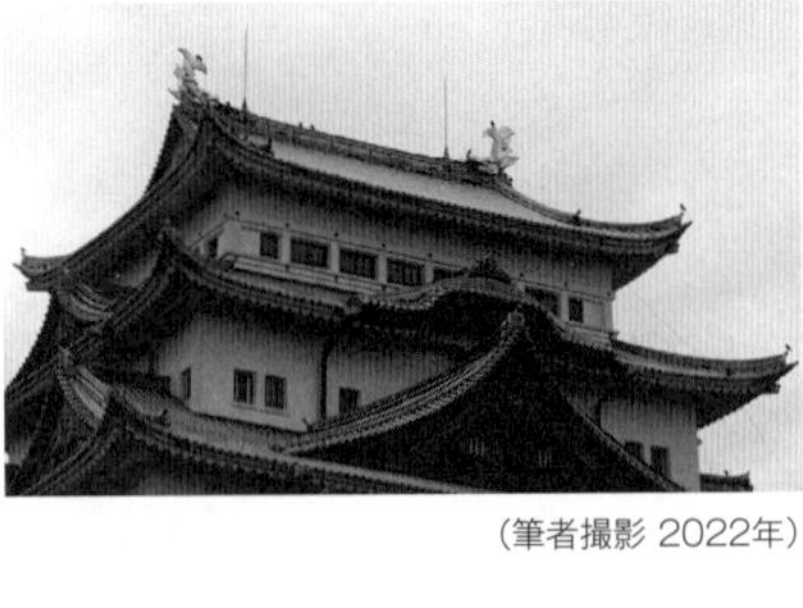

（筆者撮影 2022年）

※1 **旧国名**
古代の律令制の時代に定められた行政区分の名称で、江戸時代の大名の支配の範囲や明治時代以降の都道府県の範囲とは異なる。現在の愛知県の西部は尾張国、東部は三河国であった。

大名に領地の支配を認めた江戸時代のありかたから、中央政府が任命した地方官が各地方を統治する新たな国家に転換するためさまざまな改革を進めました。しかし、そのときすぐに名古屋市が生まれたわけではないのです。

結論からいうと、名古屋市が誕生したのは1889年（明治22）10月1日のことでした。明治改元から20年以上後のことです。これは特別な例ではなく、名古屋市は前年に公布された「市制」にもとづき市となった全国の都市のうちのひとつでした。それでは、それまで名古屋のまちはどのような地方制度のもとにあったのでしょうか。

まず愛知県の誕生をみておくと、1868年（慶応4／明治元）、新政府は地方の支配は府・藩・県によることとしました。旧幕府の直轄地等を府県として知府事・知県事を置く一方で、藩はそのままにして、翌年諸大名が領地を政府に返上※2（版籍奉還《はんせきほうかん》）すると、旧大名を知藩事に任命しました。当時の尾張国《おわりのくに》は、尾張徳川家当主の義宜《よしのり》を知藩事とする名古屋藩と、旧尾張藩の付家老《つけがろう》※3であった成瀬氏の領地が新たに藩となった犬山藩からなっていました。1871年（明治4）7月14日（1872年12月の新暦導入以前の月日は旧暦で表記しています）に廃藩置県《はいはんちけん》が行われると、名古屋県と犬山県が誕生します。このとき三河国《みかわのくに》には10の県ができました。その後11月に、かつての藩のまま細分化されていた状態を整理するため府県統合が行われ、犬山県が名古屋県の管轄となり、他方では名古屋県のうち知多郡は三河国《みかわのくに》の諸県とともに額田県《ぬかたけん》となりました。翌年、4月2日、名古屋県は県庁が所在する郡の名称をとって愛知県と改称されました。そして、11月27日

※2　版籍奉還
1869年（明治2）に大名が版つまり領地と、籍つまり領民を新政府に返上したこと。

※3　付家老
江戸時代に、御三家など将軍家に近い親類を大名に取り立てた際に、本来家臣がいないために将軍により家老として付属することを命じられた者。

には額田県《ぬかたけん》が愛知県に合併され、現在の愛知県の姿となったのです。

それではなぜ名古屋県から愛知県へと名称が変更されたのでしょうか。名称変更を決定した政府の文書（「名古屋県県名改称伺《うかがい》」国立公文書館[※4]）をみると、名古屋県の管轄する範囲が変更されたので、「元名古屋県」とか「名古屋県」と区別してもわずかな違いで紛らわしいためとしています。このような城下町の名前から郡の名前への県名の変更は全国的にみられたもので（仙台県→宮城県、金沢県→石川県等）、旧来の支配の意識を一掃しようという意図がありました。

つぎに名古屋の城下町の変遷をみてみましょう。江戸時代の名古屋城下の町は尾張藩《おわりはん》の町奉行のもとで、町役人を介して支配されていました。明治維新後には、1871年（明治4）に新たにできた戸籍を作成するために設置された区をもとに翌年設置された大区・小区が行政区画となりました。名古屋城下と熱田が一大区、それ以外の愛知郡が二大区と呼ばれました。その後、数字では地方の実情にあわず、1878年（明治11）に「郡区町村編制法」という法律ができ、郡と町村が設置されましたが、人口密集地には郡には含まれない区を設置することになり、12月20日に名古屋城下の270の町々を範囲とする名古屋区ができました。そして、1888年（明治21）、大日本帝国憲法の公布を控えて地方自治制度の整備を進めていた政府により、「市制」および「町村制」が公布され、2万5000人以上の人口をもつ市街地に市を置くこととなり、1889年（明治22）10月1日、名古屋区の範囲に名古屋市が誕生したのです。このときの名古屋市の範囲は現在の中区・東区を中心とするもので、現在の市の面積の4％ほど

※4　国立公文書館
東京都千代田区北の丸にある国の行政機関等から移管された重要な公文書を保存管理する機関。インターネットで多くの文書を閲覧することができる。

でした。その後、周辺町村の合併を経て、現在の名古屋市が形作られました。

海を渡った金鯱　明治維新と名古屋

近代になり、尾張徳川家の居城であった名古屋城と金鯱はどのような運命をたどったのでしょうか。

１８７０年（明治３）12月10日に名古屋藩が政府に金鯱を献上したいと申し出た文書（「金鴟尾《しび》貢献並《ならびに》城内建物取毀《とりこわし》ノ儀伺《うかがい》」国立公文書館）が残っています。金鯱はもはや「無用の長物」であるから、その金をはがして少しでも新政府のために役立ててほしい、あわせて城内の建物は順番に取り壊して修理費用を節約し、役所の建物の不足を補いたい、というものでした。この願いは認められ、金鯱は翌年4月に天守から下ろされ、6月に蒸気船で東京に送られました。そして、同月22日に政府に貢納され、皇室の所有物である「御物《ぎょぶつ》」となりました。

その後、金鯱は名古屋藩の申し出どおりに金がはがされたわけではありません。当時、西洋の国家にならいさまざまな改革が行われていました。国内の天然・人工の産品をひとところに集め、人々の知識を広げ、産業を振興しようとする博覧会の開催もそのひとつでした。政府は、１８７３年（明治６）に開催予定であったオーストリアのウィーン万国博覧会[※5]に日本としてはじめて参加することを決め、１８７２年（明治５）には東京・湯島で文部省博覧会を開催しました。全国から出品物を集め、万博に出品する品々が選ばれました。金鯱の一尾は文部省博

※5　ウィーン万国博覧会
１８７３年5月1日から11月1日まで、皇帝フランツ・ヨーゼフ１世の治世25周年を記念し、ウィーンのプラーター公園で開催された。１８５１年にはじめて開催されたロンドン万博から数えて6回目の万国博覧会だった。

覧会の目玉となり（図表2）、またウィーン万博に出品されました。なお、もう一尾は国内各地の博覧会を巡回しました。つまり、明治維新後に金鯱は尾張名古屋のシンボルから新たな国家日本の象徴の一つとして国内外の人々の好奇心の対象となったのでした。ちなみにウィーン万博に出品された品々を載せ帰国した船は途中で難破しその多くが失われましたが、金鯱は重すぎたため、たまたま別便で送られたので難を逃れました。

　このように明治維新後の名古屋城には一時金鯱がいない時期がありました。しかし、1878年（明治11）6月になり、名古屋に住む人々から、金鯱を名古屋城に戻そうとする運動が起こりました。これについても文書（「御物《ぎょぶつ》金鯱名古屋城へ復旧ノ儀伺《うかがい》」国立公文書館）が残っています。※6岡谷惣助、※7関戸守彦、※8伊藤次郎左衛門という名古屋を代表する有力な商人を有志惣代として政府に願いを出したもので、そこでは、金鯱を博覧会の出品物の一つにとどめるのではなく、名古屋城に復旧して、歴史ある素晴らしい光景を永久に保存したいという理由が述べられました。この願いは認められ、翌年2月に金鯱は再び名古屋城の天守にすえられたのでした。

　なお、廃藩置県後に尾張徳川家から政府の所有となった名古屋城は軍事拠点となり、1873年（明治6）に陸軍の※9名古屋鎮台《ちんだい》（後に第三師団）が置かれました。また後に本丸等は、貴重な城郭を保存するために名古屋離宮《りきゅう》となり、皇族が名古屋に訪問する際の宿所となりました。その後、1930年（昭和5）12月に名古

図表2　文部省博覧会の目玉となった金鯱

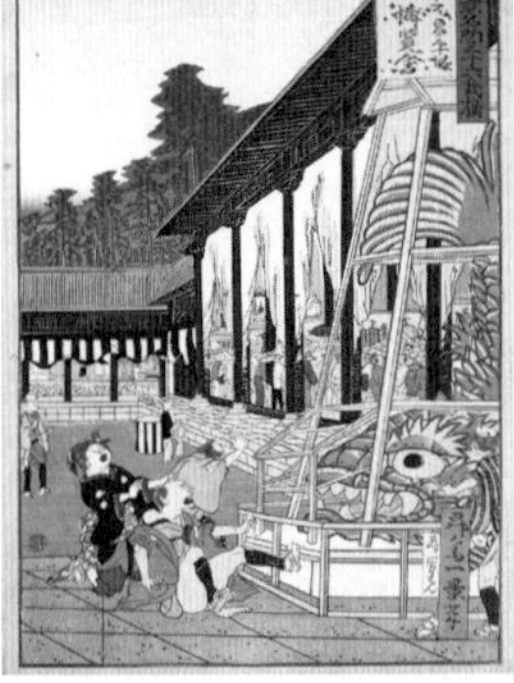

（昇齋一景『東京名所三十六戯撰』萬屋孫兵衛、1872年、国立国会図書館デジタルコレクション）

※6　9代岡谷惣助
（1851―1927）笹屋（後の岡谷鋼機）を経営し、愛知銀行の初代頭取となった実業家。

※7　関戸守彦
（1869―1934）大地主で第十一国立銀行等複数の銀行の役員に就任し、自ら関戸銀行を経営した実業家。

※8　14代伊藤次郎左衛門
（1848―1930）伊藤祐昌。呉服業（後の松坂屋）や伊藤銀行を経営すると同時に、名古屋市のさまざまな公職を務めた実業家。

屋市の所有となり、近世城郭の建造物としてはじめて国宝となりました。
１９３３年（昭和８）に完成した名古屋市庁舎、１９３８年（昭和13）に完成した愛知県庁舎はいずれも鉄骨鉄筋コンクリート造の建築で、西洋風のビルに日本風の屋根を載せたデザインで屋根には鯱をいただくなど、名古屋城を意識したものになっています。戦前期の建築として重要なものとして、２０１４年（平成26）にいずれも国の重要文化財に指定されています（図表３）。

溶けた金鯱　戦災と名古屋

近代の名古屋は東海地方・愛知県の行政・経済・文化の中心として発展しました。地場産業の伝統を引き継いだ繊維、酒・味噌等の食品、陶磁器が根強く残ると同時に、20世紀には、熱田にあった東京砲兵工廠《こうしょう》熱田兵器製造所[※10]など軍需産業が発展しました。１９２０年代以降には三菱などが軍用航空機の開発を開始し、織機製造からはじまった豊田自動織機製作所が自動車製造に進出するなど、軍需産業を中心とする機械工業の比重がしだいに増加していきました。

こうしたなかで、日本は１９３７年（昭和12）に日中戦争、１９４１年（昭和16）には太平洋戦争を開始します。戦局の悪化とともに米国による本土空襲が始まり、航空産業をはじめとした軍需産業の拠点である大都市名古屋もまた空襲の最重要目標となりました。名古屋への最初の空襲は、１９４２年（昭和17）４月18日のことでしたが、空襲の本格化は１９４４年（昭和19）12月以降のことです。

※9　名古屋鎮台
鎮台は1871年から設置された陸軍の部隊で全国に6つ置かれた。1888年に鎮台は廃止され、名古屋鎮台は第三師団となった。

図表3　四方にらみの鯱をいただく名古屋市庁舎（左）と愛知県庁舎（右）

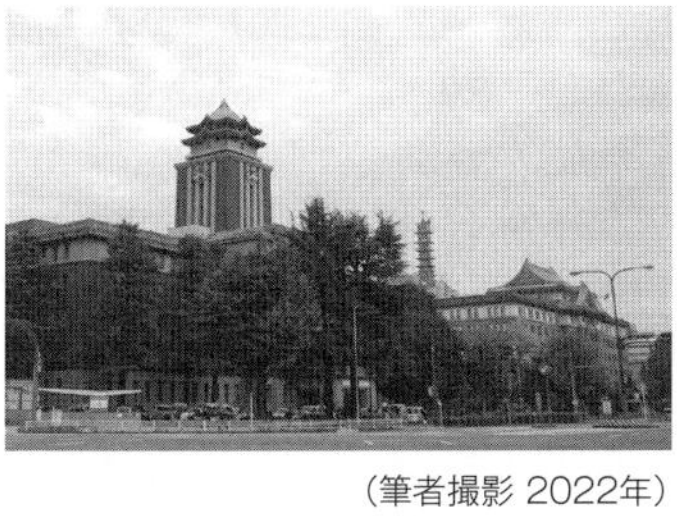

（筆者撮影 2022年）

※10　東京砲兵工廠熱田兵器製造所
砲兵工廠とは兵器を製造する工場のこと。熱田兵器製造所は、1904年に日露戦争の勃発を受けて、現在の神宮東公園周辺一帯に設置され、車両や銃などを製造した。

まず、13日に三菱重工業名古屋発動機製作所（東区）、18日に三菱重工業名古屋航空機製作所（港区）が爆撃され、それぞれ300人以上の死者を出し、その後も両工場への爆撃が続けられました。年が明けると市街地中心部の人口密集地に焼夷弾《しょういだん》による爆撃が行われました。3月19日の名古屋大空襲での被害が最大のものでした。6月に入ると再び軍需工場への爆撃が行われ、6月9日の愛知時計電機（熱田区）等への空襲では2000人以上の人々が犠牲となりました。名古屋への空襲は小規模なものを含めて65回に及び、死者は7800人以上、負傷者は1万3000人以上を数えました。当時の名古屋市域の約4分の1が焼失しました（図表4）。

一連の空襲のなかで、1945年（昭和20）5月14日朝には約1時間半の空襲で、276人の死者、783人の負傷者、約2万2000戸の被害がありました。この日、名古屋城天守や本丸御殿が焼失しました。ただし、名古屋城は空襲の標的ではありませんでした。愛知・名古屋 戦争に関する資料館[※11]で2023年に開催された企画展示「名古屋城はなぜ、どのようにして焼けたのか」では、米軍の空襲では人口密度が重視され、人口が少ない名古屋城内は標的ではなかったこと、それにもかかわらず名古屋城が米軍航空機の名古屋上空への進入ルート上にあったため、爆弾が投下され、延焼したことが説明されていました。いわば、名古屋城は米軍も意図しないかたちで焼失してしまったのです。

このとき金鯱は空襲に備え、南側の1尾はすでに2階まで下ろしていたため、残骸《ざんがい》として残り、北側のもう1尾は屋根から下ろす前であったため火災により溶

図表4　焼け野原となった名古屋市中心部

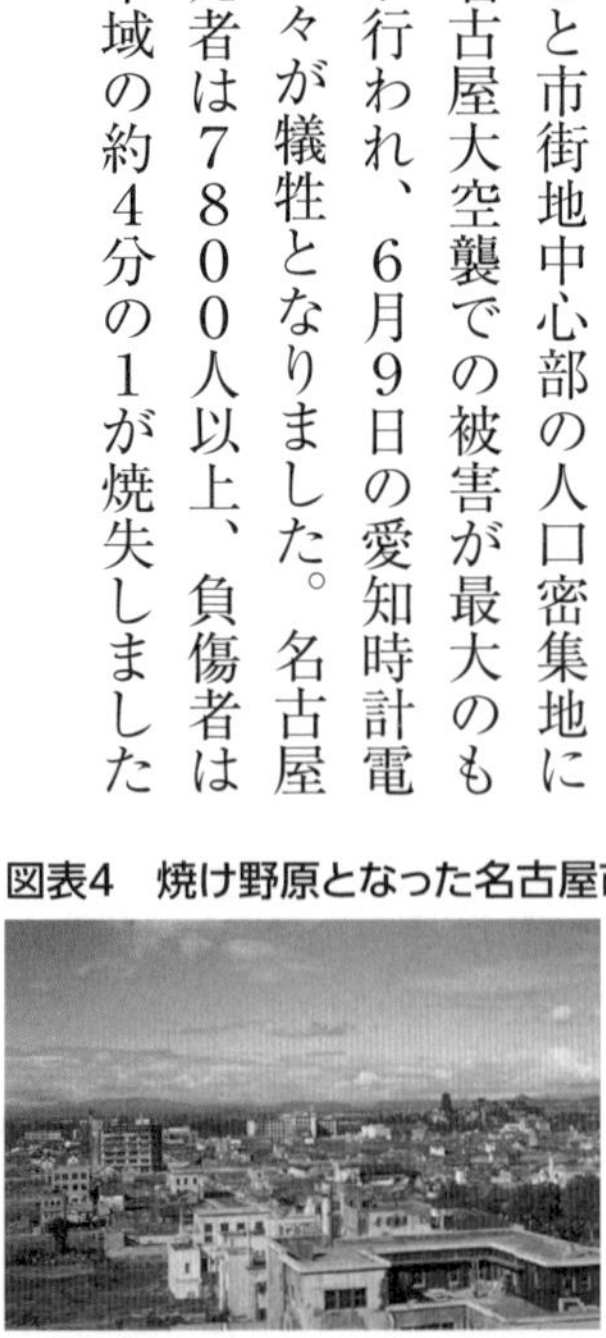

（Robert V. Mosier『モージャー氏撮影写真資料』1946年または1947年、国立国会図書館デジタルコレクション）

※11　愛知・名古屋 戦争に関する資料館
愛知県と名古屋市が共同で設置した戦争に関する資料館運営協議会が運営する、戦争の実物資料を展示し、戦争体験を次世代に継承するための資料館。中区丸の内三丁目にある。

解しました。南側の金鯱の残骸《ざんがい》は焼け跡にカレー粉のようなものとして残っていたといいます。その金の残骸は石炭箱13箱に収められ、保管されていましたが、1946年（昭和21）8月3日に連合国総司令部（GHQ）に接収されました。

名古屋市では、名古屋城が焼失した5月14日を、市内の高校生からの働きかけを受けて2024年（令和6）に「なごや平和の日」と定めています。

姿を変えた金鯱　高度経済成長と名古屋

1945年（昭和20）8月15日、「玉音放送《ぎょくおん》」により日本の降伏が国民に伝えられ、9月2日には降伏文書の調印が行われて、日本は敗戦しました。すでにみたように名古屋は当時の市域の約4分の1を焼失していました。また、1944年（昭和19）には約135万人であった人口も、空襲の被害や疎開のために、敗戦直後には60万人弱に激減していました。そうしたなかで衣食住の確保が喫緊の課題となり、同時に戦時期までの軍国主義への反省からさまざまな民主主義的な改革が進められました。

名古屋の復興は、久屋大通、若宮大通のふたつの100メートル道路を含む都市計画にもとづいて進められ、現在のまちづくりにつながりました。そうしたなかで1954年（昭和29）に久屋大通公園に完成したのが高さ180メートルの名古屋テレビ塔です。日本初のテレビ放送のための集約電波塔という歴史的・技術的価値から、2022年（令和4）に国の重要文化財に指定されました（図表5）。

図表5　名古屋テレビ塔

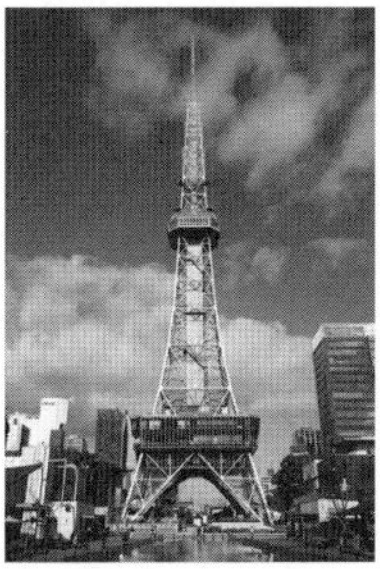

（筆者撮影 2022年）

1950年代前半には経済は戦前の水準を回復し、1955年（昭和30）頃から高度経済成長がはじまり自動車などの機械や鉄鋼などの重工業が発展しました。都市や工業地域への人口集中が進み、名古屋市の人口も1955年（昭和30）の142万人から、1970年（昭和45）には203万6000人となり、200万人都市となりました。

このような戦災からの復興、経済成長のなかで、市民から名古屋城の再建の要望があり、1955年（昭和30）から準備が始まりました。天守および小天守が、構造は新しい鉄骨鉄筋コンクリート、外観は焼失前そのままに再建されることとなり、1957年（昭和32）に着工、1959年（昭和34）に完成し、新たに制作された金鯱が上げられました。名古屋城の再建は名古屋開府350年、市制70周年を記念するものでした。

それでは、戦後にGHQに接収された金鯱の金はどうなったのでしょうか。経緯を記録した文書（「市旗冠頭《かんとう》」[※12]名古屋市市政資料館）が残されています。それによれば、1967年（昭和42）3月に、GHQに接収されたと認定された額の金・銀が、政府から名古屋市に返還されています。それらの活用方法として、市では約200分の1サイズの金鯱をかたどった市旗冠頭（旗竿の先端に取り付ける装飾。現在は市旗竿頭と呼ばれています）を制作することとし、1968年（昭和43）9月に完成しました（図表6）。翌年には、市章である「丸に八の字」の印をかたどった金の茶釜（図表7）も完成しました。このア

図表6　市旗竿頭

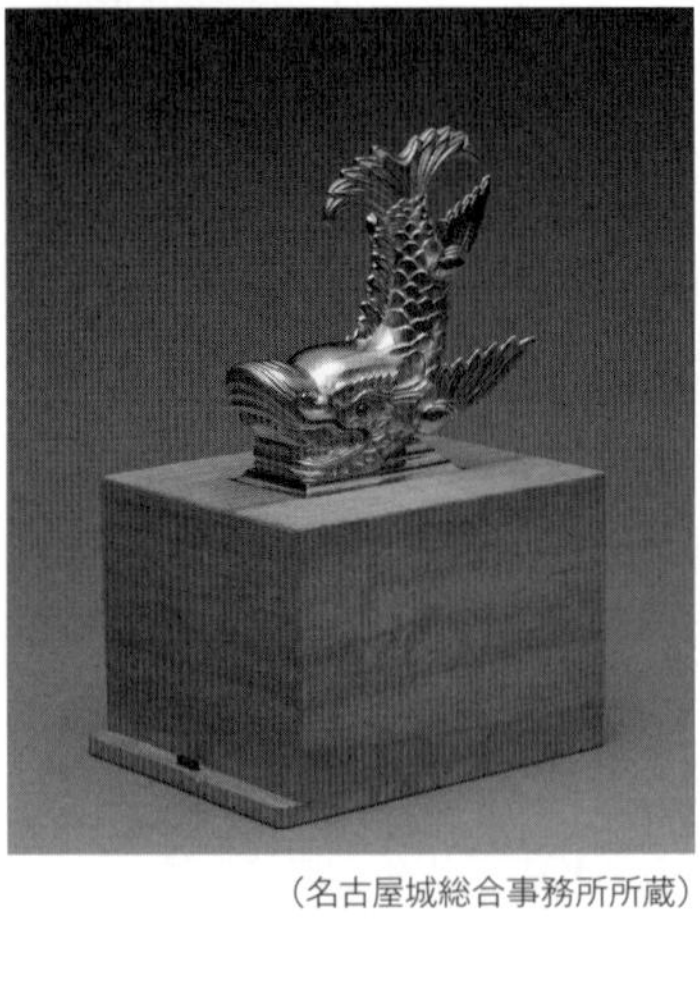

（名古屋城総合事務所所蔵）

※12　名古屋市市政資料館　名古屋市の公文書館として、重要な公文書等を保存・管理している機関。名古屋の近現代史や司法制度に関する展示も行われている。建築は戦前の裁判所である旧名古屋控訴院庁舎で国の重要文化財に指定されている。東区白壁一丁目にある。

イデアは名古屋城に来訪する人々に金の茶釜でお茶をふるまおうという発想だったようで、現在、二の丸茶亭《さてい》では毎週金曜日にレプリカの茶釜でお茶を点《た》て提供されています。こうして戦災で焼失した金鯱は姿を変え、今に金鯱の記憶を伝えています。

このように近現代の名古屋は、明治維新の大きな変化を経験し、戦災、そしてここではくわしく述べませんでしたが地震や台風などの自然災害の大きな被害を受けながらも、復興し、大都市に成長しました。そうした歴史にほんろうされながらも金鯱は名古屋のシンボルとして存在し続けてきたのです。

図表7　丸八文様鯱環付真形釜

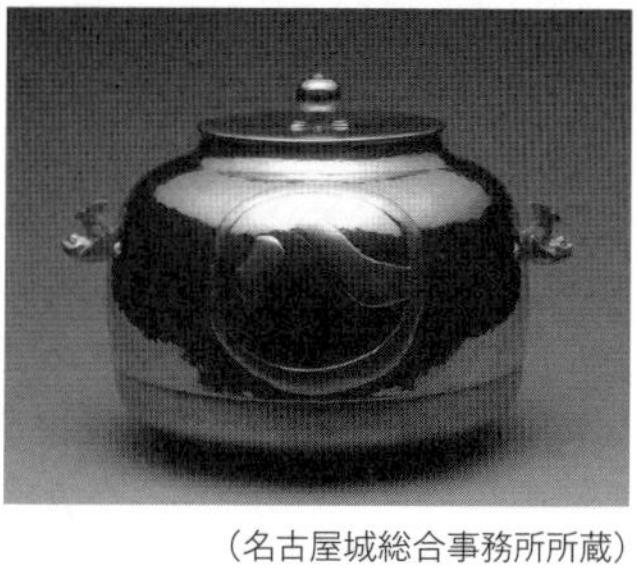

（名古屋城総合事務所所蔵）

参考文献

大島美津子『明治国家と地域社会』岩波書店、１９９４年
國雄行『博覧会と明治の日本』吉川弘文館、２０１０年
塩澤君夫・斎藤勇・近藤哲生『愛知県の百年』山川出版社、１９９３年
新修名古屋市史編集委員会編『新修名古屋市史　第四巻』名古屋市、１９９９年
新修名古屋市史編集委員会編『新修名古屋市史　第五巻』名古屋市、２０００年
新修名古屋市史編集委員会編『新修名古屋市史　第六巻』名古屋市、２０００年
新修名古屋市史編集委員会編『新修名古屋市史　第七巻』名古屋市、１９９８年
副田一穂・塩津青夏編『幻の愛知県博物館』幻の愛知県博物館展実行委員会、２０２３年
名古屋市編『名古屋城史』名古屋市役所、１９５９年

コラム
Column 4 3

名古屋城と本丸御殿《ほんまるごてん》障壁画《しょうへきが》
障壁画から読み解く名古屋城本丸御殿

名古屋城調査研究センター
学芸員　朝日　美砂子

名古屋城と本丸御殿《ほんまるごてん》障壁画《しょうへきが》

名古屋城は、名古屋を代表する観光地ですが、「本丸御殿《ほんまるごてん》障壁画《しょうへきが》」という重要文化財の絵1047面を所有する文化財の宝庫でもあります。

本丸御殿は、江戸時代のはじめ、名古屋城の本丸の中に、藩主の屋敷として建てられました。障壁画とは、「障子に描かれた絵」と「壁に貼り付けられた絵」のことです。今の襖を昔は「障子」と呼んでおり、藩主の屋敷など立派な建物では、豪華な絵が襖紙に描かれていました。床の間の壁にも絵が描かれた紙が貼られており、それら部屋の四周を囲む絵のことを障壁画というのです。

名古屋城の本丸御殿は、部屋の四周どころか天井にも絵がはめこまれており、畳以外のすべての面を絵でおおうという豪華な空間でした。その美しさから、名古屋城本丸御殿は昭和5年、国宝に指定されました。

しかし、昭和20年5月14日、第二次世界大戦末期の焼夷弾《しょういだん》攻撃により、本丸御殿は全焼してしまいます。それでは、本丸御殿の障壁画1047面は、なぜ現存しているのでしょうか。

空襲《くうしゅう》がはげしくなった昭和20年3月、名古屋城を管理していた名古屋市は、本丸御殿障壁画の移動を決断します。障壁画のうち襖絵と天井画をとりはずし、城内の乃木倉庫《のぎそうこ》という小さな倉庫に詰め込みました。乃木倉庫はレンガ造りの頑丈な建物でしたので、5月の空襲時も類焼せず、中の襖絵と天井画は無事でした。しかし壁に貼られていた絵はとりはずせず、本丸御殿とともに焼失してしまったのです。

戦後、本丸御殿の国宝指定は解除され、残された襖絵と天井画があらためて重要文化財に指定されました。それらは今、西《にし》の丸《まる》御蔵城宝館《おくらじょうほうかん》という城内の建物で保管され、企画展などで公開されています。

名古屋城の襖絵類は、一般の襖よりはるかに大きく重さもあります。昭和20年、空襲の危険にさらされつつ、一枚一枚取り外し乃木倉庫に運んだ人々の決意に思いをはせ、西の丸御蔵城宝館にお越しください。

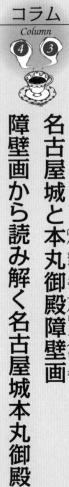

障壁画から読み解く名古屋城本丸御殿

名古屋城本丸御殿は、一つの建物ではありません。玄関、表書院《おもてしょいん》、対面所、上洛殿、御湯殿書院《おゆどのしょいん》などとよばれる棟が、廊下でつながれて連なっているのです。そして一つの棟に、複数の部屋があり、それぞれの部屋に便宜上の名前がついています。

たとえば玄関は一之間と二之間という二部屋からなり、玄関に続く表書院《おもてしょいん》は、大廊下と呼ばれる広い廊下で玄関とつながれていました。表書院《おもてしょいん》は、上段之間・一之間・二之間・三之間・納戸之間《なんどのま》という五部屋からなっており、すべて厚い畳が敷かれていました。三之間は、39畳もある広い部屋でした。

ただし、広いから立派な部屋、という訳でもありません。表書院《おもてしょいん》で一番立派な部屋は、上段之間という文字通り一段床が高い部屋でした。三之間は、「溜《たま》りの間」ともよばれ、身分の低い武士が集められる部屋でした。

江戸時代の御殿で大切なのは、将軍や藩主と家臣との対面儀礼、つまりお殿様とのごあいさつです。たとえば表書院《おもてしょいん》では、藩主は上段之間に座ります。上級家臣は一之間に進むことができ、藩主のお顔も拝見できます。しかし、それ以外の藩士は二之間に並び、藩主が一之間まで降りてくださるのを待ち、老中が一之間と二之間を仕切る襖《ふすま》を開けると、藩主は一之間で立ったまま一堂をながめて、ごあいさつはおしまいです。お小姓が襖を閉め、藩主は上段之間に戻ります（かなり段差があるので大変です）。

そして、襖《ふすま》には、はなやかな障壁画《しょうへきが》が描かれていました。表書院《おもてしょいん》の絵は松や桜と、雉子などの大型で高価な鳥でした。鳥は、襖《ふすま》が開け閉めされても隠れないような位置に描かれており、藩主の姿は、華やかな鳥や立派な松に額縁のように囲まれていたのです。

しかし、こうした立派な藩主の姿を拝見できるのは、上級の家臣だけ。一般の家臣は、頭を下げているうちに全て終わってしまいます。

お殿様もいそがしい。御殿の中のたくさんの棟や部屋は、それぞれ格付けされており、それぞれの場所でそれぞれの挨拶をする必要がありました。行っては戻り、また次の場所で別の家臣の挨拶を受けるという儀礼を、お殿様は繰り返していました。そして、各部屋の格付けを目で見てわかるようにする装置が、障壁画《しょうへきが》でした。障壁画《しょうへきが》は、部屋の格に応じた画題が選ばれていたのです。今残る名古屋城本丸御殿の障壁画《しょうへきが》は、そうした社会構造を見ていたことでしょう。

東西ことばの交差点「名古屋方言」の現在地

人間文化研究科　日本文化コース　准教授　椎名　渉子

ここでは、名古屋で話されてきたことばを「名古屋方言」と呼び、かつて使われていたことばと、現在のことばとをくらべながら、そこに通底する名古屋方言の特徴的な部分について見ていきます。

名古屋方言のなりたち

名古屋は１６１３年（慶長18年）の清州越によって那古野台地に誕生した城下町です。芥子川律治『名古屋方言の研究』（１９７１年）によると、名古屋のことばの歴史を三つの時期に分けており、第一期（ことばの混在期）を１６１０年から１６８０年くらいまで、第二期（名古屋方言の成立期）を１６８８年から１７６０年ごろまで、第三期（名古屋方言の完成期）を１７６４年ごろから幕末まで、としています。第一期には尾張・三河の各地から武士、町人、僧侶、職人などさまざまな人々が集まりました。町人や武士は碁盤割地域に住み、それ以外の地域に住む小商人や職人のなかには伊勢・美濃・三河などといった尾張地方以外のことばを話す人もいました。居住区域が異なる集団にそれぞれ使われていた多様な言い方が名古屋方言を生む土台となったといえるでしょう。

その後、第三期に至るころには、武士階級と上層町人階級のことばが接近した「上町ことば」と、庶民層が使う「下町ことば」とに区別されるように、ことばの階層があった時期もありましたが、現在「上町ことば」は姿を消しつつあります。

「方言」とはどういうものか

みなさんは「名古屋方言」というと、どのような語・表現を思いうかべますか。名古屋方言は「下町ことば」が主流になりましたが、自分では使わないけれど名古屋方言といえばこれだ、というような「上町ことば」を思いうかべるかたもいるかもしれません。

たとえば、次の①~⑥のような言い方が名古屋方言の代表選手としてあがってくるのではないでしょうか。ここでは、方言部分を傍線で、その意味を〔　〕で示します。

①「いい天気だなも（上町ことば）／いい天気だがや（下町ことば）」など、文の末尾につくもの
②「食べやあ〔食べて〕」・「はやく行こまい〔行こう〕」・「じょーぶい〔丈夫だ〕」・

「おうちゃくい〔横着だ〕」など、動詞や形容詞の活用が変わるもの
③「食べてみえる」・「座ってござる」など、動詞を丁寧にするもの
④「毎日」のことを「まいにち」ではなく「みゃーにち」、「蛙」のことを「かえる」ではなく「ぎゃーろ」というなど、言い方（音）に特徴があるもの
⑤「かぎをかう」・「机をつる」など一つの文として使うものや、「やっとかめ〔久しぶり〕」・「けった〔自転車〕」など挨拶やものの名称
⑥「窓がパーパー〔開けっ放し〕」・「鉛筆をトキントキン〔尖らせる〕」にするなどのオノマトペ（擬音語・擬態語）

これらを言語学的な視点からいくつかの種類に分けると、①～③は文法表現、④は発音・音声、⑤⑥は語彙（ことばのバリエーション）というように分けることができます。このように、「方言」と一口に言っても、言語学的にみるといろいろな切り口があります。もちろん、名古屋方言だけでなく日本全国の方言には①～⑥の種類において多様な地域差が見られます。

では、みなさんは実際に①～⑥の方言を日常生活で使いますか？　③でいうと「食べてみえる」は使うけれど「座ってござる」は使わないとか、⑥でいうと「パーパー」は聞いたことがあるだけで「トキントキン」は使うといったように、語・表現によってさまざまでしょう。そのような方言使用をレベル分けすると次のようになります。

【A】自分がその語・表現を実際に使う（＝使用語）
【B】自分はその語・表現を使わないが、聞いたことがある（＝理解語）
【C】自分はその語・表現を使わないし、聞いたこともない

【A】と答える人が多い方言はこの先もまだまだ活躍していく方言であり、【B】・【C】と答える人が多い方言は消えていく可能性がある方言だといえます。たとえば、①の「～がや」の場合、おそらく【A】【B】の回答が多い一方、「～なも」は【B】・【C】の回答が多いと予想します。①～③の文法表現はほかにもいろいろありますが、表現や回答者の世代によって傾向が異なってくると考えられるでしょう。ほかに、育ってきた環境（生まれてから名古屋にずっと住んでいるか、祖父母と同居していたか、など）や、現在の環境（仕事で方言を使用するか、ふだんの人間関係に地元出身者が多いか、など）も影響します。⑤⑥の語彙についても回答者のそのような環境によってばらつきがあると考えます。

では、④の「みゃーにち」や「ぎゃーろ」はどうでしょうか。高い年齢層に聞いても【A】の回答は少なくなりつつあるのではないでしょうか。この場合、名古屋方言の発音の特徴は、文法や語彙よりも早く消えていく可能性が高いといえます。あなたが思いうかべた名古屋方言は、あなたにとってどの段階にあるものでしょうか。ぜひ、あなたの周りの人にも方言調査をしてみてください。

名古屋方言は東のことば？　西のことば？

日本語の方言において名古屋方言はどのように位置づけられているのでしょうか。さきほどの①〜⑥にあるような文法・音声・語彙などのさまざまな側面から日本全国の方言を整理した東條操[※1]の方言区画（1953年）を見てみましょう（図表1）。名古屋方言は、「東部方言」のうち「東海・東山方言」のグループに属しています。名古屋は東西の境界付近にある都市圏であるため関西のことばとの類似点も多くありますが、ことばのいろいろな側面から傾向をまとめると名古屋方言は「東日本の方言」ということになります。

具体的にどんな部分が「東日本のことば（東部方言）」的なのでしょうか。同じものをどのように言うか、大阪・名古屋・東京の三大都市で比較してみましょう（図表2）。ここにあげているのは食べ物や身近な名称などの数例ですが、現在は昔よりも東京と同じことばが増えてきているでしょう。

名古屋方言は東西のことばの交差点

一方で、「名古屋方言は東日本の方言」とは一概に言い切れない部分もあります。三大都市での言い方を比較したとき、大阪（あるいは西日本）と同じものには次のようなものがあります（図表3）。存在をあらわす動詞「いる／おる」は、東京を

※1 **東條操**　最初に日本の方言を区画した国語学者。日本の方言研究の礎を築いた人物。

図表1　東條操の方言区画

- 本土方言
  - 東部方言（北海道方言／東北方言／関東方言／東海・東山方言／八丈島方言）
  - 西部方言（北陸方言／近畿方言／中国方言／雲伯方言／四国方言）
  - 九州方言（豊日《ほうにち》方言／肥筑《ひちく》方言／薩隅《さつぐう》方言）
- 琉球方言 —— 奄美方言／沖縄方言／先島方言

（東條操の方言区画に基づき、著者が作成）

含む東日本が「いる」を使い、大阪を含む西日本が「おる」を使用します。名古屋では「おる」が主流ですね。また、否定の表現「知らない／知らん」でも名古屋方言は「知らん」の西日本側です。このように、文法的な部分においては大阪を含む西日本と同じ表現を使う場合もあります。

ただ、動作の進行をあらわす表現「（桜の花が）散ってる」の「〜て（い）る」については、名古屋に暮らす人々に聞くと大阪のように「散っとる」（〜ておる）を使う人もいれば、東京（あるいは共通語）の「散ってる」を使う人もいて、人によって分かれるようです。

ほかにも、使いかたが分かれそうなことばとして、コーヒーを飲むときに入れるポーションタイプのミルクの名称（フレッシュ／ミルク）や、仕事で着るシャツの名称（カッターシャツ／ワイシャツ）などがあります。名市大生にどちらを使っているかと尋ねると、「原材料が牛乳であればミルク、植物性脂肪であればフレッシュ」という人がいたり、「カッターシャツは学校の制服のシャツのみに使う」という人がいたりと、二つのことばを使い分けることもあるようです。昔は、「かしわ（鶏肉）」、「レーコー（冷コー：アイスコーヒー）」、「モータープール（駐車場）」など関西由来のことばが今よりはるかに多かったことから上の世代では大阪と同じ使いかたが多く、下の世代では二つを使い分けるなど、使いかたには世代差が関連しているかもしれません。

図表2　三大都市のことばの比較（1）：東京と言い方が同じもの

大阪	名古屋	東京
炊く	煮る	煮る
マクド	マック	マック
こける	ころぶ	ころぶ
つくり	さしみ	さしみ
やきめし	チャーハン	チャーハン

図表3　三大都市のことばの比較（2）：東京と言い方が異なるもの

大阪	名古屋	東京
（家に母が）おる	（家に母が）おる	（家に母が）いる
（その人を）知らん	（その人を）知らん	（その人を）知らない
（桜の花が）散っとる	（桜の花が）散っとる／散ってる	（桜の花が）散ってる
フレッシュ	フレッシュ／ミルク	ミルク
カッターシャツ	カッターシャツ／ワイシャツ	ワイシャツ

名古屋には、このように東西の言い方が共存しているだけでなく、東西のことばを組み合わせた「おそがい（おそぎゃあ）」という方言もあります。「おそがい」は、関東で主に使われていた「おそろしい」と、関西で主に使われていた「こわい」が組み合わされて「おそごわい」となり、徐々に「おそがい（おそぎゃあ）」に変化しました。名古屋のみならず岐阜や新潟といった東西境界エリアで使われていましたが、やがて主に愛知・岐阜で使われる方言となっていきました。東西の大都市の中間にある名古屋は、昔から東西のことばの交差点でもありました。

敬語をアレンジしてやわらかさを出していた

東西ことばが行き交う都市である名古屋の方言の特徴として、丁寧な表現（敬語）がたくさんある（あった）ことがあげられるでしょう。全国に丁寧なニュアンスを出す方言はたくさんありますが、図表1の方言区画でいう東日本の方言（東部方言域）は敬語のバリエーションが比較的少ないエリアといわれています。その点、名古屋は敬語の面では西部方言寄りといえます。

ではなぜ、敬語のバリエーションが名古屋方言に多かったのでしょうか。冒頭に述べたように名古屋城下には尾張一帯のみならず各地から来た武士、町人、僧侶、職人といったそれぞれの集団が使っていた多様なことばがあり、そのなかに敬語表現も多かったことが一つの要因でしょう。たとえば、「いる」の敬語「いりゃーす（おられる）」は、「やっとりゃーす（やっておられる）」などほかの動詞とも組み合わせて使われます。ほかに、京都語由来の「ごめんやす」「おいでやす」などの「やす（あす）」なども知られていますね。

そのなかでも、名古屋方言の「上町ことば」を代表する格調の高い表現である「あそばす」と「ござる」を取り上げます。これら二つの敬語表現は、江戸時代の京阪・江戸でも盛んに用いられていた敬語表現ですが、名古屋オリジナルな使いかたがあるのです。一つ目に、「おあがりあすばせ」「おいであすばせ」のように動詞に「あそばす」をつけるとき、「あそばせ」ではなく「あすばせ」と言っていたことです。「そ」ではなく「す」にすることで丁寧さのなかにもややくだけたやわらかさが出せるからか、接客の場などで後代まで受け継がれたそうです。二つ目に、「ござる」には「ござらっせる」という名古屋特有の表現があったことです。武士言葉由来の硬さのある「ござる」に「せる（敬語の助動詞「しゃる」）」をつけることでやわらかいニュアンスを出していた、と芥子川律治の『名古屋方言の研究』では説明されています。

このように東西にある敬語をアレンジしたものには、「ござらっせる」のほかに「ちょーでぁあすばせ」というのもあります。この「ちょーでぁ（ちょーだい）」を漢字で書くと「頂戴」になりますが、標準語で使うカジュアルなニュアンスではなく、「ください」に相当する丁寧な意味で使われます。「ちょーでぁ（ちょーだい）」は「下町ことば」でも使われていましたし、広島などの名古屋以外の地域でも使われていました。これに敬意の高さとやわらかさをもつ「あすばせ」をつけることで、親しみのこもった丁寧さを出していたと考えられます。

名古屋は歴史的にも東西からの多くの人の往来があったエリアです。さまざまな人との交流のなかで、できるだけ衝突を回避し、お互い気持ちよくコミュニケーションできるような配慮の意識が、こうした敬語のアレンジに反映されているのかもしれません。

「みえる」敬語に受け継がれた親しみのある丁寧さ

「あすばす」や「ござる」が消えつつある現在の名古屋で多く使われる、親しみのこもった丁寧さをあらわす言い方といえば、「座ってみえる」のような「みえる」敬語でしょう。標準語だと「座っていらっしゃる」の意味になります。「座る」＋「みえる」→「座ってみえる」のように、ほかの動詞と組み合わせた「みえる」敬語は江戸時代の名古屋で生まれました。現在では愛知県・岐阜県など名古屋以外の中部日本で広く使われています。

このような「みえる」敬語が方言だと知る人は多くないかもしれません。なぜなら、標準語の敬語にも「みえる」が存在するからです。ただ、使いかたが少し異なります。標準語にはほかの動詞と組み合わせたかたちはありません。

なぜ「みえる」をほかの動詞と組み合わせて使うかというと、「ござる」や「おいでる」の存在が関係します。「ござる」は中世から、「おいでる」は江戸時代以後から関西や江戸で用いられ、現在も愛知県・岐阜県一帯で方言敬語として存在しています。「先生がござった」「市長さんが東京へおいでた」という単独での使用のほかに、「行ってござる」「行っておいでる」のようにほかの動詞と組み合わせて使われていたことから、名古屋では「みえる」もそのようにほかの動詞と組み合わせて使用するようになったと考えられています。

ほかにも、ほかの動詞と組み合わせずに「(電話で呼び出すとき)○○さんはみえますか(いらっしゃいますか)?」といった言いかたもあるようです。標準語の「みえる」敬語は電話の場面で呼び出すときに使うことが少ないので、「みえる」敬語の使用場面は標準語より多いといえます。このように名古屋方言における「みえる」敬語は、生活のいろいろな場面において登場シーンが多く、愛用されているといえるでしょう。

現在、「ござる」や「おいでる」といった名古屋方言の敬語が標準語「いらっしゃる」に置き換わるかと思いきや、「みえる」敬語の威力はまだまだ衰えを知らないようです。「いらっしゃる」は音の数も多いぶん、少々かたくるしいかんじもしますが、「みえる」敬語は「いらっしゃる」よりも音の数が少なく言いやすいし、「ござる」よりもやわらかい響きをもって丁寧さも出せるので使いやすい敬語といえます。かたくるしさを避けながらも丁寧さを出す一手法としてこれからも長く使われていくかもしれません。

これまで紹介してきた「おそがい」・「あすばす」・「ござる」・「おいでる」・「みえる」に見られた「組み合わせる」ということばのアレンジは、東西の多様なことばを受容してきた背景と、多くの交流のなかで配慮の心をどう表すかという言語感覚とで形成された、名古屋方言の魅力の一つだと考えます。

【参考・引用文献】

江端義夫（１９９８）「新しい敬語の補助動詞「～テミエル」が保守的な共通語と抗争する方言戦略」広島大学教育学部光葉会『国語教育研究』41
太田有多子（２０１８）「コラム　名古屋の人からみた「関西」」真田信治監修『関西弁事典』ひつじ書房
木部暢子・竹田晃子・田中ゆかり・日高水穂・三井はるみ編著（２０１４）『方言学入門』三省堂
芥子川律治（１９７１）『名古屋方言の研究』泰文堂
舟橋武志（２０２１）『名古屋弁トキントキン講座』風媒社
成田徹男（２０１３）「名古屋のことば」山田明・吉田一彦編『名古屋の観光力』風媒社

コラム
Column 5

『豊臣秀吉文書集』編集後記

名古屋市博物館　学芸員　岡村 弘子

名古屋市博物館が2015年（平成27）に刊行を開始した『豊臣秀吉文書集』は、豊臣秀吉が生涯に出した文書を集め、活字化して年代順に並べたものです。その数は約7,000通！ これは他の武将と比べても抜きんでて多い数です。

織田信長や徳川家康の出した文書は、すでに1970年代までに集成され、出版されて研究の基礎となっていました。しかし秀吉の文書は、その膨大さもあり、集成することは並大抵ではありませんでした。

これに着手したのが三鬼清一郎氏（名古屋大学名誉教授）と藤井讓治氏（京都大学名誉教授）です。当館はお二人のお力添えを得て編集委員会を組織し、全国に散らばる秀吉文書の情報収集と編集を始めました。

編集作業での大きな壁は、文書を年代順に並べることでした。秀吉は約8割の文書に年号を書いていません。よって内容だけでなく、文書の形式や署名、花押《かおう》（サイン）や朱印の変遷などで総合的に年代を検討します。使う紙の大きさや材質も手がかりとなります。それでも編集委員の間で年代の見解が異なるもの、年代が確定できないものもありました。

1巻に約900通ずつ収録し、2024年（令和６）にようやく全9巻が完結しました。いま秀吉文書を総覧して思うことは、秀吉政権の唯一無二なあり方です。武家としての由緒をもたない秀吉は、自分なりの支配方法を模索し確立していきました。文書にしても、自身の権勢を視覚化するため使う紙を巨大化させます。しかし天下人となっても、巨大な紙で軍勢や兵粮などの細かい指図を自ら行い、時には厳しい文面で重臣を叱ったりもしています。そして、紙は変えても自らの象徴である朱印は生涯変えません。権力を拡大するほど、秀吉は文書で末端まで力や指示を届けるにはどうすればよいかを考え、その効力を最大限に活用したのでしょう。

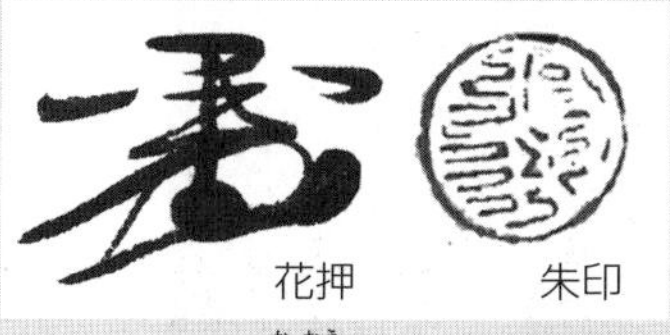

豊臣秀吉の花押《かおう》(サイン)と朱印

秀吉没後、豊臣政権は絶えますが、秀吉の文書様式は徳川幕府に引き継がれていきます。今後当館では、わずか十数年の秀吉政権が日本史に及ぼしたインパクトを解き明かしていき、秀吉研究のセンター的役割を目指しています。

名古屋の歴史的町並みとまちづくり

芸術工学研究科　建築都市領域　教授
溝口 正人

名古屋市の歴史的な建物や町並みの保存や景観づくりに、国、愛知県、名古屋市、異なる立場から関わってきました。近代に産業都市として発展を遂げた名古屋ですが、景観の視点からみると、歴史を伝える建物や町並みが市内に残っていることに気づきます。以下では、そのような名古屋の町並みの現状を景観の視点から概観し、２０１６年に三大都市で唯一の国選定の重伝建地区[※1]となった有松の町並み保存が実現するまでのプロセスから、歴史的町並みの継承を可能とするまちづくりの要点を見いだしたいと思います。

近世と近代が共存する名古屋の景観

１９６７年発売の石原裕次郎の「白い街」に歌われた名古屋。近代的なビルが建ち並ぶ「白い街」のイメージの基盤となったのが、第二次世界大戦後の戦災復興です。戦災復興によって中心市街地の景観は一変し、１００m道路をはじめと

※1　**重伝建地区**
重要伝統的建造物群保存地区。文化財保護法に基づき国が選定した町並み保存地区

写真1

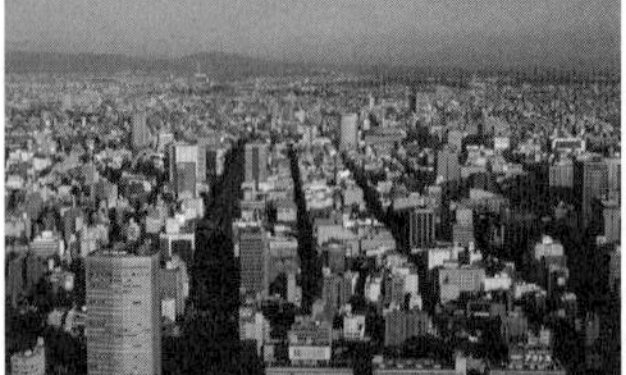

名古屋駅のタワーズからみた名古屋都心部の景観（2006年時点）

写真2

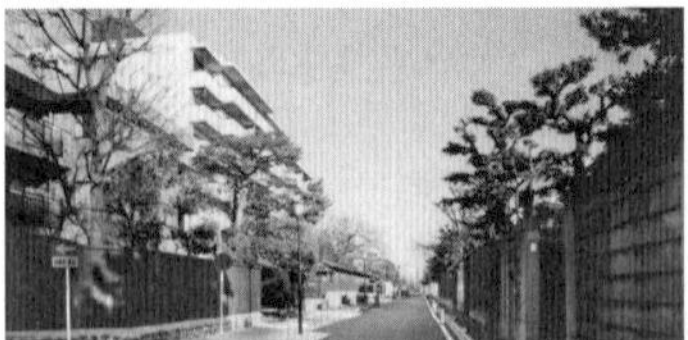

白壁・主税・橦木地区（2005年時点）　左側の高層マンションは取り壊されたが、1985年に都市景観賞を受賞した門と塀は残る。

する広い道路に区画された街区に整然と建ち並ぶビル群の町並みが、都心部にできあがりました（写真1）。

ただし市域全体を見渡すと戦災を免れた地域もあって、近世や近代の面影を、いまだ市内の各所にみることができます。そのうちで歴史的な町並みのまとまりを残す4地区が、1983年に定められた「名古屋市町並み保存要綱」に基づく「町並み保存地区」に指定されています。

白壁・主税《ちから》・橦木《しゅもく》地区（1985年指定）は（写真2）、名古屋城の東方、江戸時代に中級武士の屋敷が構えられた武家地でしたが、明治以降に近代資本家の邸宅が多く構えられました。土塀や門構え、庭園の配置にみる屋敷構えは、武家屋敷時代の構成を継承したものといえます。

四間道《しけみち》地区（1986年指定）は（写真3）、城下町の西方、近世・近代名古屋の物流を支えた堀川の右岸に位置する商家町です。県下最古級の主屋と藩御用商人の屋敷構えを残す旧伊藤家住宅が町並みの中核をなしています。隣接する円頓寺《えんどうじ》商店街は、戦前戦後の店舗建築が建ち並んで昭和レトロの風情を残す商店街として近年は注目を浴び、新たな店舗もあって賑わいを示しています。

旧城下町の周辺部に目を移すと、中小田井地区（1987年指定）は（写真4）、矢田川の北岸、岩倉街道沿いに発展した在郷町※2で、城下に劣らない商家が建ち並ぶ町並みが形成されました。

有松地区（1984年指定）は（写真5）、緑区の東海道沿い、熱田の宮宿と知立宿の間宿《あいのしゅく》として設立された在郷町で、特産品の絞り染めを産業として発展し、立

写真3

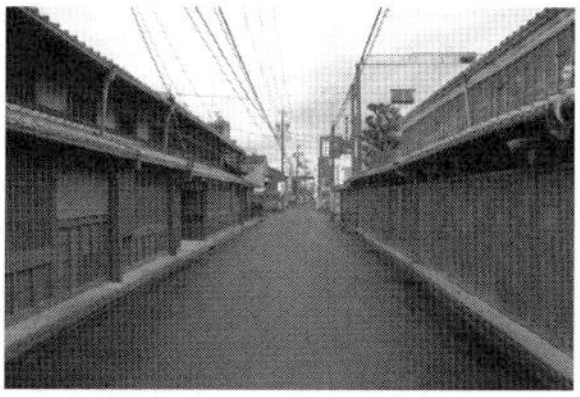

四間道地区　大船町通りの伊藤家住宅前（2003年時点）　現在では高層マンションが建ち始めている（写真9参照）

写真4

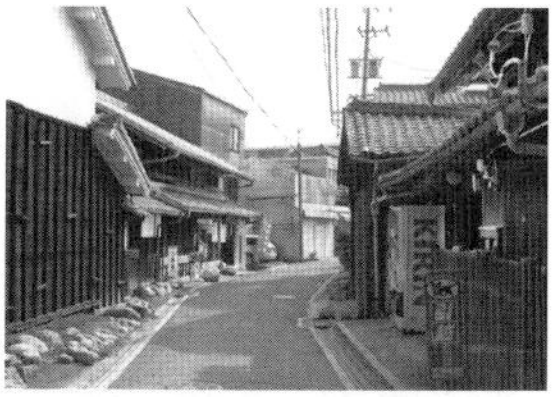

中小田井地区（2004年時点）右側（西側）の建物は取り壊されて現存しない。

※2　在郷町
主要経済都市の近郊に物流や商品生産に伴って発生した町

派な主屋が建つ絞り問屋の集積が特色ある町並みです。

さらに視野を広げてみましょう。明治維新から150年以上を過ぎ、近代も歴史として評価される時代となりました。空襲の被害を免れた千種区の東半から昭和区、瑞穂区にかけては、戦前・戦後に発展した郊外住宅地です。名古屋市立大学の滝子キャンパス周辺には、良質な邸宅が今も残ります（写真6）。

昭和レトロと呼ばれるように、戦前戦後の建物からも十分に歴史性を感じることができます。建築基準法の前身となる市街地建築物法が1919年に制定され、都市部の建物高さの上限が100尺（31m）と定められます。そして1970年の建築基準法の改正で、建物の大きさが高さから床面積による規制に変わるまで、高さが建物の大きさを規制しました。**写真1**にみる高さが揃ってまとまりを感じさせる都心部のビル群は、高さ規制の歴史を示すものなのです。

地区の歴史を評価した景観も形成されています。官庁街である名古屋城三の丸地区は、国指定重要文化財の名古屋市役所と愛知県庁の2棟が並び建つ点で注目されますが、景観のまとまりを感じさせる高層のビル群は、名古屋のシンボルである名古屋城天守の高さ、標高62mを上限として形成されたものです（写真7）。

時代を21世紀に移しましょう。名古屋駅前、タワーズを初めとする超高層ビル群の集積は、遠方から名古屋駅の位置を示すランドマークとなっていますが（写真8）、これも名古屋駅周辺の開発を示す景観として人々の記憶に残るものとなるでしょう。我々が目にするさまざまな景観は、開府以来の名古屋の歴史を物語るものとみることができるのです。

写真5

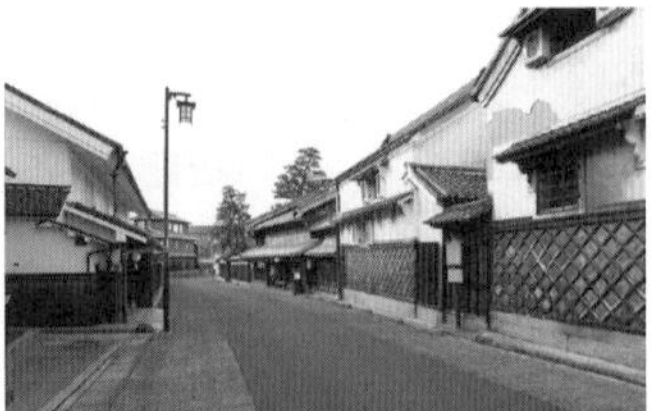

有松地区　絞会館前（2017年時点）
2013年に旧東海道の無電柱化が完了した。

写真6

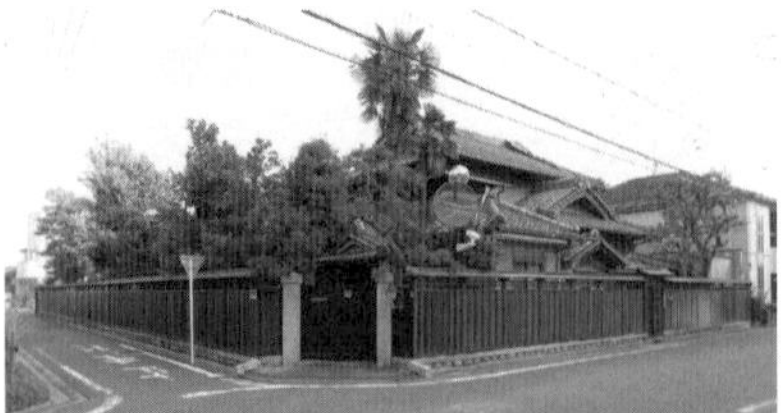

名古屋市立大学教育研究会館　和館をベースに洋室を付随した良質な近代住宅

町並み保存の施策の歴史

戦後の経済発展とともに経済性や効率性が重視されて、戦災を受けなかった歴史的な町並みも失われていくという危機感が、町並みや景観の保存運動につながっていきます。1966年に公布された古都保存法により、京都・奈良・鎌倉をはじめとする10市町村が「歴史的風土」を後世に引き継ぐ「古都」に指定されています。文化財保護法も1975年に改正され、歴史的な町並みは「重要伝統的建造物群保存地区」（重伝建地区）として保存が図られることになりました。2024年8月時点で、106市町村の129地区が重伝建地区に選定されています。

さらに2003年に国土交通省から発表された「美しい国づくり政策大綱」では、戦後の「美しさへの配慮を欠いた雑然とした景観、無個性・画一的な景観」から、地域ごとの歴史、文化、風土などに根ざした美しさを重視する景観づくりへの転換が打ち出されることになりました。以後、2004年に景観法が「日本の都市、農山漁村等における良好な景観の形成を促進するため（第1条）」公布されると、地方自治体が策定した景観に関する計画や条例が法的な裏付けをもつこととなりました。まちづくりに景観的な視点が重要であると認識されるようになったのです。

写真7

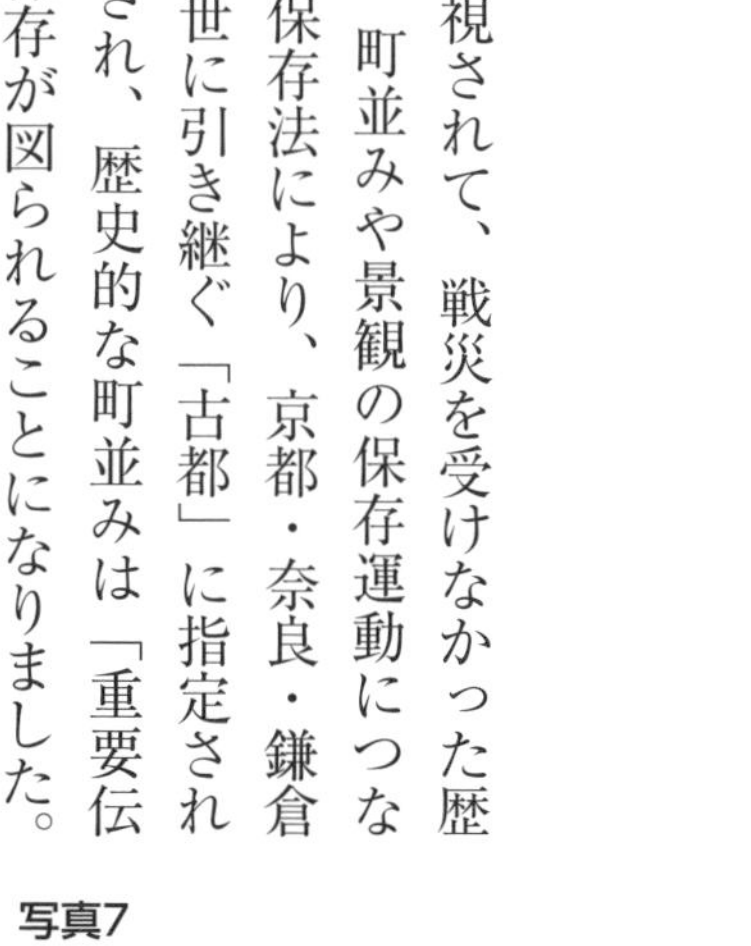

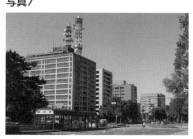

三の丸の官庁（2021年時点）

写真8

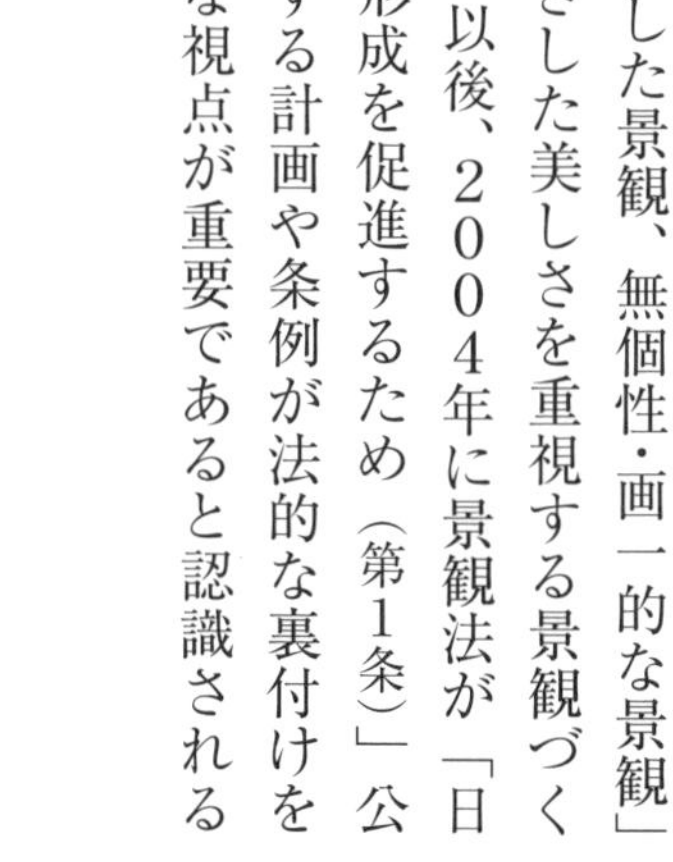

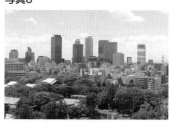

名古屋駅前の超高層ビル群
名古屋城天守から見る（2017年時点）

名古屋の歴史的町並みの現状

高度成長時代にいち早く町並み保存の施策に取り組んできたのが「白い街」名古屋でした。開発圧力が高い大都市で、4地区もの「町並み保存地区」を指定したことは、特筆されるべきといえるでしょう。しかしながら「名古屋市町並み保存要綱」は、その名の通り行政指導や補助金交付の要件を規定した「要綱」であり、条例のように規制を定めて住民に遵守を求めるものではありません。名古屋の歴史的町並みは、バブル景気による土地価格の上昇、そして居住者の高齢化など、大都市で共通する町並み継承の難しさに直面することとなりました。以前に私の研究室で確認したところでは、町並み保存地区に指定されて以降、2002年までの歴史的な建物の残存棟数は、有松地区で93%、白壁・主税・橦木地区で80%、四間道地区で69%、中小田井地区で73%でした。この調査から20年を経て、取り壊しはさらに進んでいる状況です（写真9）。

このような建物滅失の要因としては、居住者の高齢化から生じた空き家化、相続などにおける税制上の負担といった建築以外の問題もありますが、維持修理に費用がかかる一方で、寒い、暗い、快適ではない住まいとして、伝統的な建物が理解されている部分も大きいのでしょう。住まいに求める条件が郊外の戸建て住宅の快適さであるならば、「住みにくい」建物を更地にして新築するほうが、はるかに容易な解決方法です。

写真9

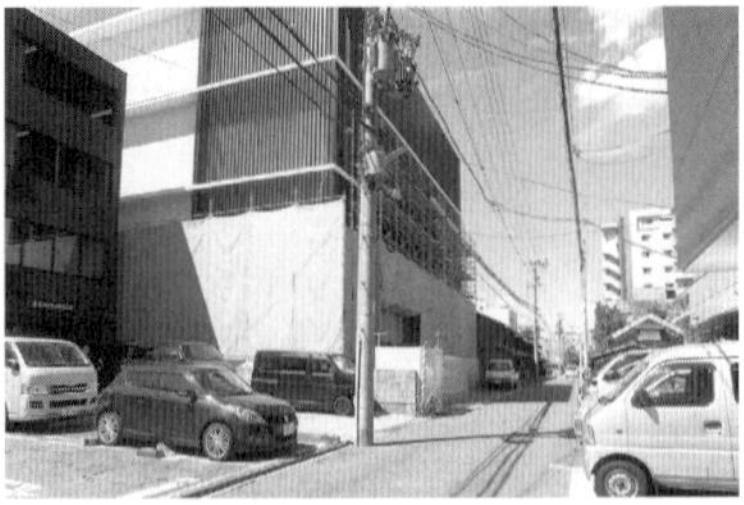

四間道　大船町通りでの取り壊しと新築（2018年時点）

では、保存継承に決して良い条件とはいえない有松で、なぜ名古屋市の要綱に基づく町並み保存地区から規制を伴う文化財保護法の重伝建地区へと方針の転換がはかられたのでしょうか。

町並み保存の先駆者　有松

今日では採り上げられることは多くありませんが、有松は町並み保存運動発祥の地といえる場所でもあります。町並み保存の住民団体の全国組織として知られる全国町並み保存連盟は、1974年に「有松まちづくりの会」（愛知県名古屋市有松）、「今井町を保存する会」（奈良県橿原市）、「妻籠《つまご》を愛する会」（長野県南木曽町）という3つの住民団体が集まって結成されたもので、2024年で第47回をむかえる「全国町並みゼミ」の第1回は、1978年に愛知県の有松・足助で開催されました。

また1953年には、名古屋工業大学の城戸久教授によって、現存する建物の実測と文献史料から有松の歴史的な町並みの特徴を明らかにする調査が実施されました。この調査は、今日実施されている町並み調査の先駆といえるものです。

このように有松は、住民運動、学術的な価値付けの両面で、日本における歴史的町並みの保存の先駆的な地域だったのです。有松町は1964年に名古屋市に合併されましたが、町並み保存を目指した住民運動と保存に向けての行政の取り組みは継承されます。有松の活動が、上述した1983年の「名古屋市町並み保存要綱」制定と、他の地区も加えた町並み保存地区の指定に繋がったともいえるでしょう。

有松　「伝建地区」への道のり

ただし名古屋市内の歴史的町並みは、妻籠や白川村といったような山間部の集落と違って、戦後も変化を続ける市街地でもありました。近代に入って盛業を迎えた絞り産業も、戦後の着物需要の減少とともに衰退を続けます。産業の町（染織町）であった有松は、一方で名古屋駅から20分足らずで到着する交通至便の地です。周辺の丘陵地は郊外住宅地となり、かつては大名を迎えた庭園や座敷と、商品を蓄える土蔵群を備えた絞り商の屋敷は、その機能を終えると継承に困難を伴う存在となりました。住み続けていくうえで、保存を目的とした重伝建地区という選択は妥当なのか、住民の判断は揺れました。

このような悩みを抱えたのは有松だけではありません。全国町並み保存連盟の立ち上げに関わった町並みのうち、妻籠は重伝建制度導入の翌年となる１９７６年に重伝建地区となりましたが、有松と同様に大都市圏の立地となる今井町が重伝建地区になったのは１９９３年でした。

さらに名古屋市に合併して名古屋の広域な都市計画に組み込まれることになると、１９６７年に幹線街路として名古屋環状２号線と有松線が都市計画決定されます。戦後には多くの都市で、土地の区画整理や広幅員道路の新設など、近代的な都市整備が目指されましたが、有松地区も同様であったといえるでしょう。特に名鉄名古屋本線の南北を繋ぐため計画された道幅20メートルの有松線は、町並みを東西に分断して町並み景観を大きく変えるものでした。1990年代に入って有松線の整備が開始されると、住民の町並み保存への危機感が高まります。

補助金額は他の自治体の重伝建地区と遜色ない要綱でしたが、市街地化が進む環境のなかでは、建て替えが進んで町並みの継承に限界が訪れている。そのことが住民の決断を促したのでした。さまざまな意見もあるなかで、有松は、再び重伝建地区の選定を目指すことになります。わたしも関わった町並み保存対策調査は2011年に開始され、有松は2016年に重伝建地区に選定されることとなりました。

歴まち法と歴史的町並みのまちづくり

2008年には、「歴史的風致」の維持及び向上を図るために、文部科学省（文化庁）、農林水産省、国土交通省の共同提案で、歴まち法[※3]が施行されました。歴史的風致とは、歴まち法で新たに示された「地域におけるその固有の歴史及び伝統を反映した人々の活動とその活動が行われる歴史上価値の高い建造物及びその周辺の市街地とが一体となって形成してきた良好な市街地の環境（第一条）」という概念です。

従来、文化財としての町並み保存は文科省の所管であり、道路などの基盤整備

※3 歴まち法
正式名称は、地域における歴史的風致の維持及び向上に関する法律。歴史まちづくり法とも略称。条文については文化庁HP参照

は国土交通省、山林は農林水産省の所管といったように、歴史的な景観や町並みに関わる国の官庁はさまざまで、それぞれの分野で良しとする価値観は必ずしも一致しているとはいえませんでした。有松において、歴史的な町並みが評価される一方で、町並みを分断する街路計画が進行してしまったのも、このような価値観の相違に根ざしていたといえます。歴まち法により、「歴史的風致」の維持向上という視点でさまざまな分野での問題意識の共有が図られたわけです。名古屋市も、２０１４年に国の認定を受けて、歴まち法に基づいて施策が進められるようになりました。

また「歴史的風致」の定義が示しているように、モノとしての建物の継承と、ヒトの活動が不可分であり、ヒトの活動に裏打ちされた町並みの維持が重要なのだと方向性が示された点は、まちづくりにとってひとつの画期となったといえるでしょう。

歴史的町並みにおけるまちづくりに必要なもの

全国に広まった町並み保存運動の先導的な役割を果たした有松は、実に47年あまりをかけて重伝建地区になりました。一方で同様に歴史的な価値が認められながらも失われていった町並みは多くあります。これまでみてきたような社会制度の追い風があったとはいえ、この町並み保存への意思の持続には注目せざるを得ません。大都市近郊という保存継承に決して良い条件とはいえない有松で、なぜ規制を伴う文化財保護法の重伝建地区へと方針の転換が可能だったのでしょうか。

私は町並み保存に関わるとき、必ずその町並みの祭礼を調査することにしています。祭礼は地域のコミュニティーのあり方や町並みへの考えを知る重要な機会だからです。町並み保存に関わる先輩研究者に「町並みが死ぬときはいつでしょうか」と問いかけた時の「それはね、まつりがなくなった時だよ」という回答は、今も私の胸に残っています。秋に行われる有松の祭礼では、夜に及ぶ山車の巡行に、会議室では見えてこない住民の町への思いがあふれています（写真10）。このコミュニティーの存在が、有松の町並み保存への意思を持続させたのです。

まちづくりにおいて、文化財保護法や歴まち法に基づく、まつりごと（政）としての社会施策の充実が重要であることは間違いありません。しかしモノとしての町並みの保存継承は、町並みに関わるヒトの参画なしでは成立しません。有松で示されるように、地域のコミュニティーは重要な役割を果たすのだといえます。一方で、人口減少に入った日本において、従来のような住民だけでの町並みの継承が困難であることは明らかです。21世紀の歴史的町並みにおけるまちづくりには、まちづくりへの賛同者を積極的に巻き込んでいくこと、すなわち閉じたコミュニティーから、開かれたコミュニティーへの変換が、求められているように思われます。そして、クラウド・ファンディングやサポーター制度など、開かれたコミュニティーづくりへの試みも始まっています。

写真10

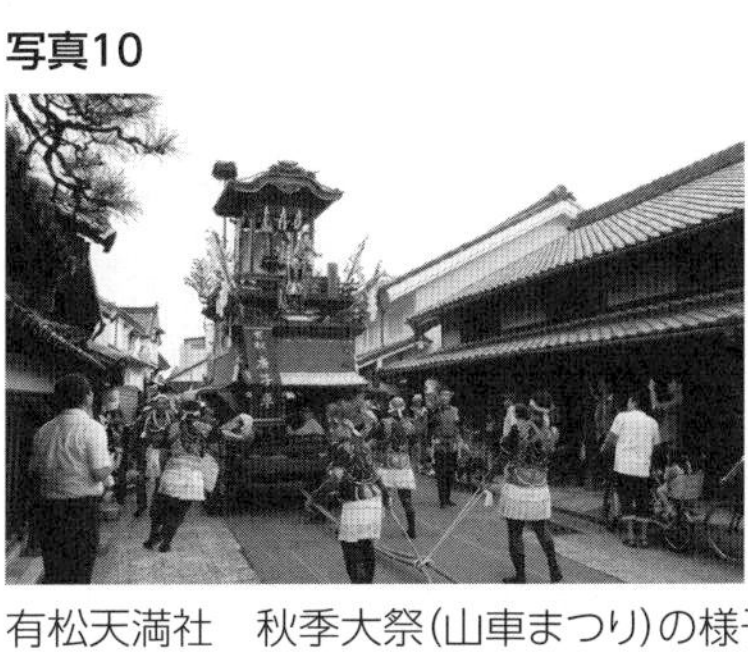

有松天満社　秋季大祭（山車まつり）の様子（2016年）

あとがき

なごや学研究センター　センター長／高等教育院 教授　千田 嘉博

このたび、名市大ブックスの第20巻として本書を刊行することができました。心から御礼申し上げます。この「あとがき」まで読んでくださったみなさまは、すでにお気づきと思いますが、本書には大きな特色があります。それは、文理融合の多様な視角から名古屋の歴史と文化の究明を目指すこと、名市大の研究者と名古屋の誇るすぐれた学外の機関と連携して、これまではできなかった新しい研究を推進すること、最先端の研究成果を市民と広く共有すること、の3点です。

本書の執筆者の専門は、政治哲学、文献史学、社会学、博物館学、日本語学、建築史学、美術史学、城郭考古学と、８つの分野に及んでいます。これまで歴史と文化の研究というと、古文書に沈潜するイメージが強かったかもしれません。確かに文字史料からの研究は重要です。しかし本書で試みたように、多様な専門からの研究による多視点的な研究を融合することで、私たちは新しい研究を実現していけると考えています。

また名古屋は、名古屋城調査研究センター・名古屋市博物館をはじめ、徳川美術館を筆頭に卓越した大学・研究機関、博物館・美術館が集積している全国屈指の地域です。名市大のなごや学研究センターは、こうした学外の機関と広く連携して、名古屋の歴史と文化の魅力を解明していきたいと願っています。本書でその一部を実現できたのは、たいへんうれしいことです。

そして名市大は8学部を備えた総合大学として、それぞれの分野の研究者が最先端の研究を行うだけでなく、大学の社会貢献として研究成果をわかりやすく市民と共有することを推進しています。『名市大ブックス』は、公開講座とともに名市大が「開かれた大学」を実現する大きな意義をもちます。

名市大のなごや学研究センターは、2023年の発足以来、公開講座を開催してきました。これまで行った公開講座では、織田信長・豊臣秀吉・徳川家康の城の歴史的意義、名古屋城の石垣・御殿と障壁画、二之丸庭園の研究成果、桶狭間の戦いと大高城などを、名市大の学生も報告者として加わって、市民とともに考えました。

なごや学研究センターの研究成果を、そうした公開講座とともに、本書によって知っていただけるのも、ありがたく感じています。名古屋は古く旧石器時代から人類の活動を確認できる歴史あるまちです。しかし、なんといっても信長・秀吉・家康の時代が名古屋に与えた影響は大きく、今日に直接つながる名古屋の基礎はこの時代にできました。

名古屋城の天守木造化をはじめ、名古屋の歴史は教科書で学ぶ過去のことではなく、これから名古屋の歴史をどう守り活かして、魅力的なまちにするのかという、今日の課題です。名古屋の歴史と文化を知ることで、未来の名古屋の方向性も見えてきます。つまり名市大の「なごや学」は、過去を研究しているように見えて、実は名古屋の未来を考える研究をしているのです。みなさまから一層のご支援を賜りますよう、お願い申し上げます。

執筆者プロフィール

千田 嘉博　せんだ よしひろ　●なごや学研究センター　センター長 ／ 高等教育院　教授

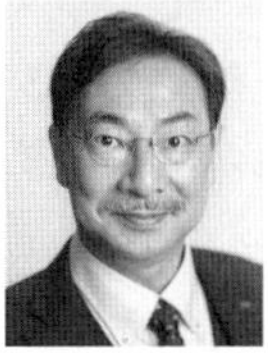
（撮影：畠中和久氏）

86年奈良大文学部卒業。00年大阪大学博士（文学）。90年国立歴史民俗博物館助手、01年助教授、05年奈良大文学部准教授、09年教授、12年ドイツ・テュービンゲン大客員教授、14年～16年奈良大学長を経て、23年9月より名古屋市立大高等教育院教授。城から歴史を解明し、市民とともにいかに保存・活用していくかを研究している。15年に第28回濱田青陵賞を受賞。著作に『歴史を読み解く城歩き』、『城郭考古学の冒険』など多数。

川戸 貴史　かわと たかし　●人間文化研究科日本文化コース　教授

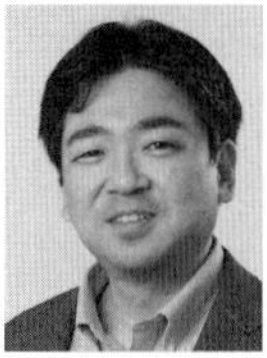

06年一橋大大学院経済学研究科博士後期課程単位修得退学。07年博士（経済学）。11年千葉経済大専任講師、14年准教授、21年教授などを経て、22年より名古屋市立大人間文化研究科教授。専門は、日本中世史、貨幣経済史、海域アジア史。著作に『戦国期の貨幣と経済』、『中近世日本の貨幣流通秩序』、『戦国大名の経済学』など。

佐藤 美弥　さとう よしひろ　●人間文化研究科日本文化コース　准教授

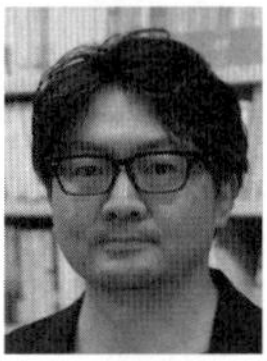

10年一橋大大学院社会学研究科博士後期課程修了。10年一橋大大学院社会学研究科特任講師、12年埼玉県立歴史と民俗の博物館学芸員、16年埼玉県立文書館学芸員、21年埼玉県立歴史と民俗の博物館主任学芸員を経て、22年より名古屋市立大人間文化研究科准教授。専門は、人文情報学、歴史学、博物館学。著作に『創宇社建築会の時代―戦前期都市文化のゆくえ』など。

椎名 渉子　しいな しょうこ　●人間文化研究科日本文化コース　准教授

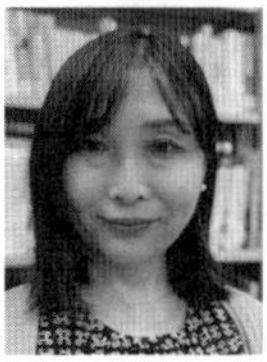

14年東北大大学院文学研究科博士後期課程修了。15年フェリス女学院大留学生センター講師を経て、18年より名古屋市立大人間文化研究科准教授。同大国際交流センター・副センター長。専門は、日本語学・方言学（談話・言語運用の地理的差異）、日本語教育学（留学生の日本語教育）。

溝口 正人　みぞぐち まさと　●芸術工学研究科建築都市領域　教授

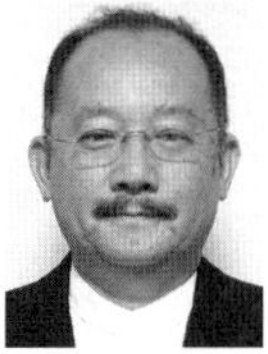

84年名古屋大大学院工学研究科博士前期課程修了。清水建設設計本部、名古屋大助手を経て96年より名古屋市立大。専門は日本建築史。文科省文化審議会専門委員、愛知県文化財保護審議会副会長、名古屋市広告・景観審議会会長などを歴任。名古屋城本丸御殿復元、妻籠・奈良井・足助・有松などの町並み保存に関わる。

名古屋市立大学

NAGOYA CITY UNIVERSITY

公式HP ▶

1884年に開校した名古屋薬学校と1943年に開校した名古屋市立女子高等医学専門学校を源流とし、1950年に名古屋女子医科大学と名古屋薬科大学を統合して、医学部（旧制）と薬学部（新制）の2学部からなる公立大学として設立されました。

その後、地域社会の要請に応えて学術的貢献領域を拡充しつつ、経済学部、人文社会学部、芸術工学部、看護学部、総合生命理学部を開設。2023年４月には本学8番目の学部となるデータサイエンス学部を新設し、都市型総合大学として発展を続けています。地域に開かれ広く市民と連携・協働し、学部の壁を越え教職員が一体となって、優れた人材の育成、先端的研究の世界への発信、市民の健康福祉などの社会貢献に寄与しています。「知と創造の拠点」となるべく、それぞれの分野で、知性と教養に溢れ、創造力に富んだ次世代を担う有為な人材を輩出し続けています。

■学部学生…4,264名　■大学院生…820名
■専任教員…813名（教授212名、准教授179名、講師128名、助教288名、助手6名）
※2024年5月1日現在

桜山（川澄）キャンパス

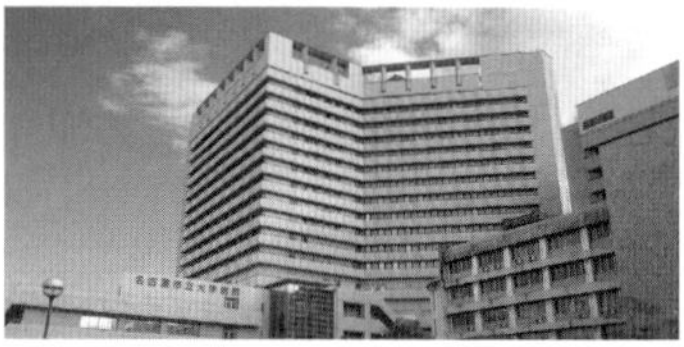

▶医学部／看護学部
〒467-8601 名古屋市瑞穂区瑞穂町字川澄1

滝子（山の畑）キャンパス

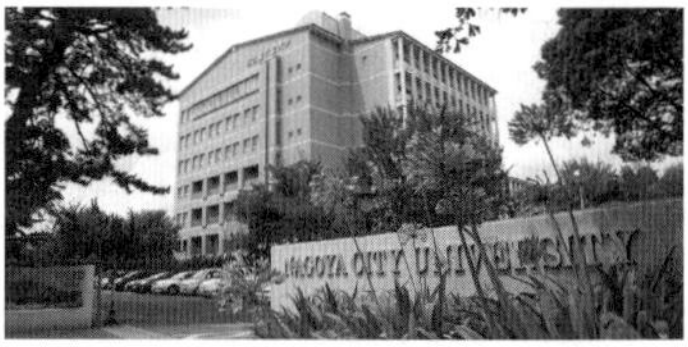

▶経済学部／人文社会学部／総合生命理学部／データサイエンス学部
〒467-8501 名古屋市瑞穂区瑞穂町字山の畑1

田辺通キャンパス

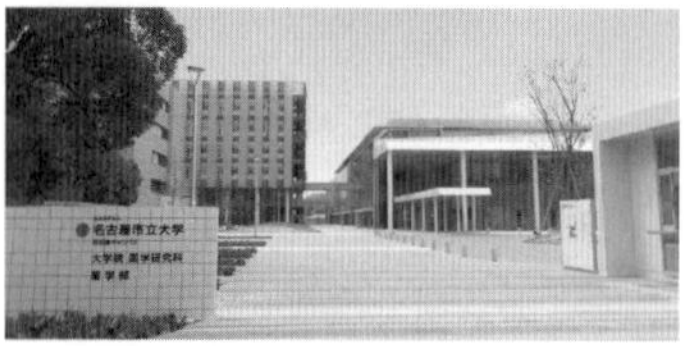

▶薬学部
〒467-8603 名古屋市瑞穂区田辺通3-1

北千種キャンパス

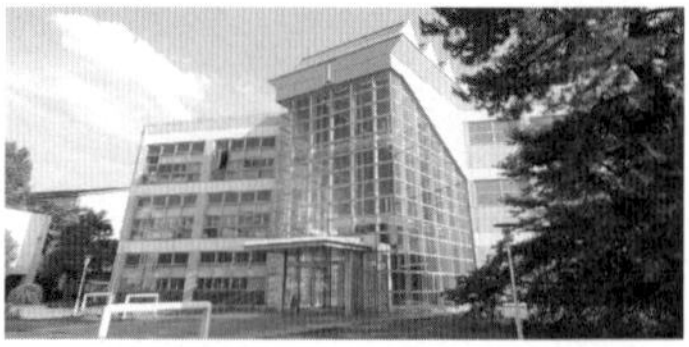

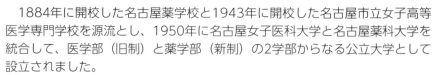

▶芸術工学部
〒464-0083 名古屋市千種区北千種2-1-10

好評発売中! 各定価1,000円+税

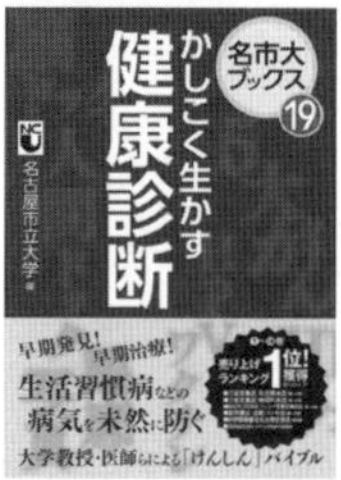

名市大ブックス 19巻

かしこく生かす **健康診断**

A5判　並製　116頁　定価1,000円+税

ISBN978-4-8062-0820-1　C0047

新刊発売中

既　刊

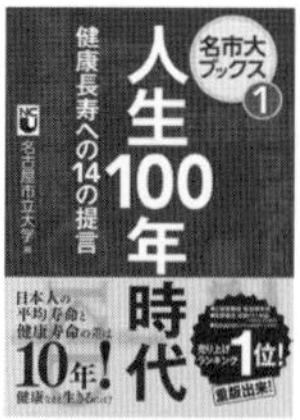

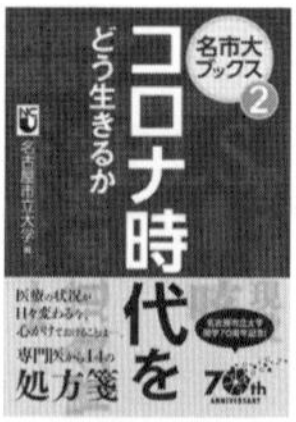

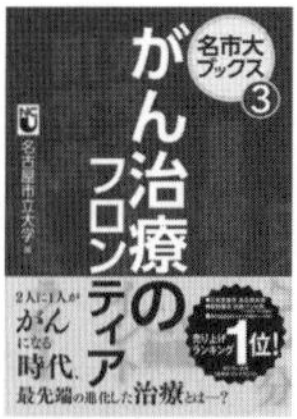

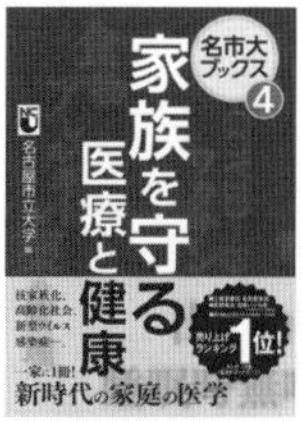

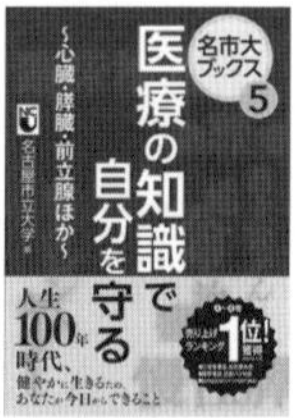

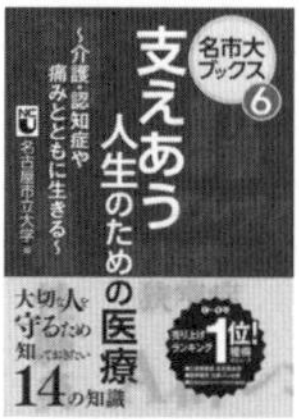

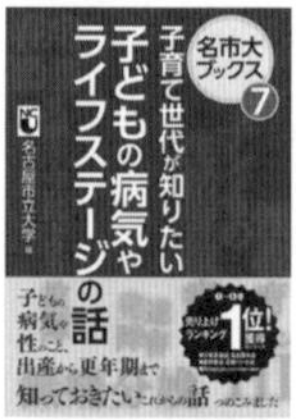

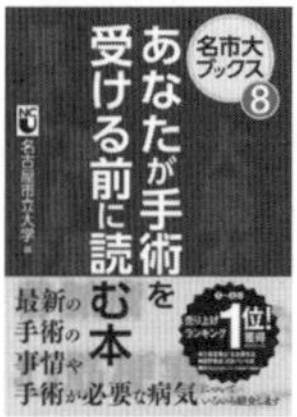

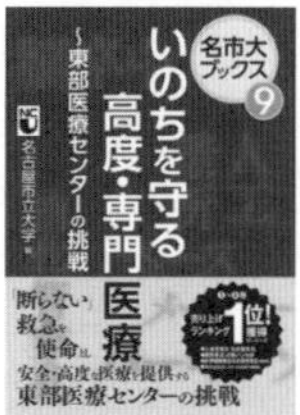

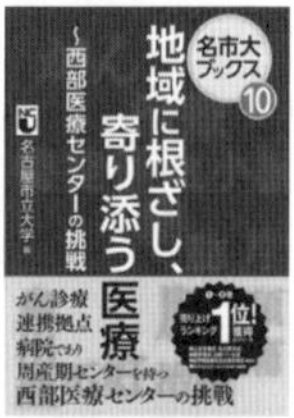

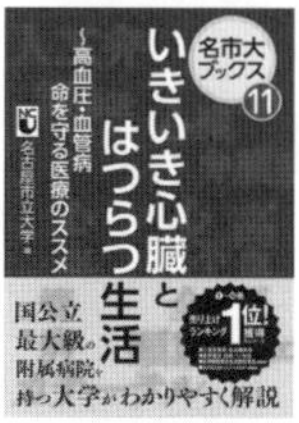

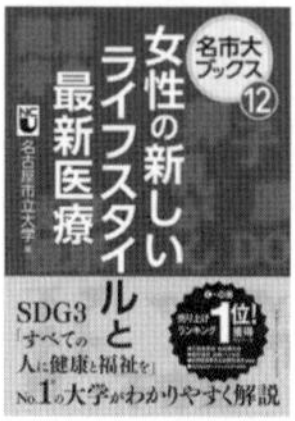

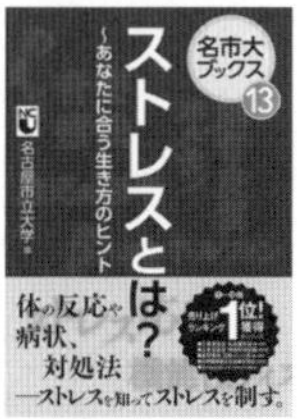

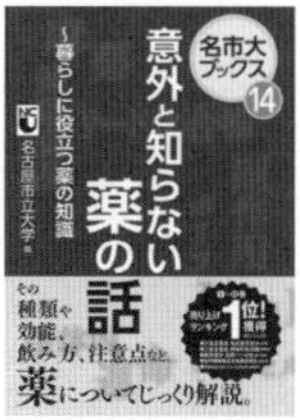

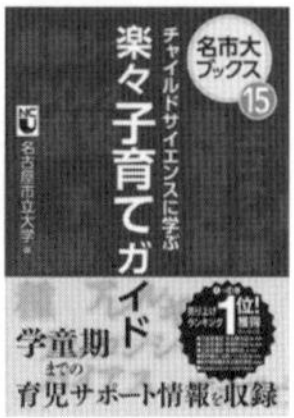

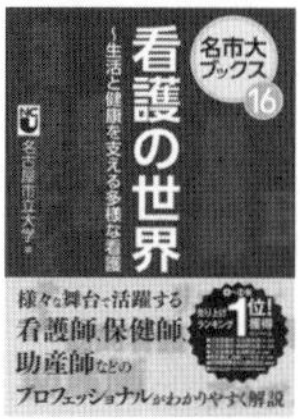

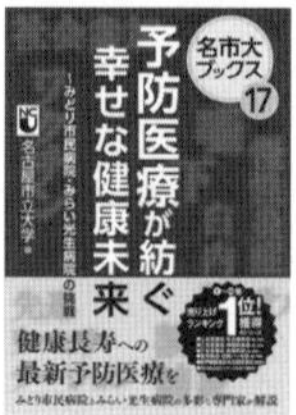

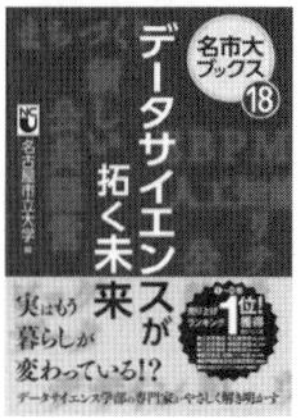

好評発売中

名市大ブックス⑳

名古屋のルーツを探るなごや学

2025年3月13日　初版第1刷　発行

編　著　名古屋市立大学
発行者　小杉敏之
発行所　中日新聞社
〒460-8511 名古屋市中区三の丸一丁目6番1号
電話 052-201-8811（大代表）
052-221-1714（出版部直通）
郵便振替 00890-0-10
ホームページ https://www.chunichi.co.jp/corporate/nbook/
印　刷　長苗印刷株式会社
デザイン　全並大輝

ISBN978-4-8062-0821-1　C0047

名市大ブックスに関するご意見・ご感想を
下記メールアドレスにお寄せください。
ncu_books@sec.nagoya-cu.ac.jp
（名古屋市立大学 総務部広報室あて）

名古屋市立大学HP
名市大ブックスページ
▼